U0346389

平脉辨证传承实录百例（二）

主　　编　王四平

执行主编　扈有芹　刘社涛

副主编　王雪红

编　　委　张　静　赵　攀

中国中医药出版社

·北京·

图书在版编目（CIP）数据

平脉辨证传承实录百例.二／王四平主编.—北京：中国中医药
出版社，2018.5

ISBN 978-7-5132-4707-8

Ⅰ.①平… Ⅱ.①王… Ⅲ.①脉诊-研究 Ⅳ.①R241.2

中国版本图书馆 CIP 数据核字（2017）第 311820 号

中国中医药出版社出版

北京市朝阳区北三环东路 28 号易亨大厦 16 层
邮政编码 100013
传真 010-64405750
三河市同力彩印有限公司印刷
各地新华书店经销

开本 880×1230 1/32 印张 8.25 字数 186 千字
2018 年 5 月第 1 版 2018 年 5 月第 1 次印刷
书号 ISBN 978-7-5132-4707-8

定价 38.00 元
网址 www.cptcm.com

社 长 热 线 010-64405720
购 书 热 线 010-89535836
维 权 打 假 010-64405753

微信服务号 zgzyycbs
微商城网址 https://kdt.im/LIdUGr
官 方 微 博 http://e.weibo.com/cptcm
天猫旗舰店网址 https://zgzyycbs.tmall.com

如有印装质量问题请与本社出版部联系（010-64405510）

作者简介

主编 王四平：生于1966年4月，男，博士，教授，"李士懋名医传承工作室"主任，跟李士懋教授学习多年。撰写学术论文53篇，出版著作及教材12部，主持部级及厅局级科研课题9项，获河北省科学技术奖三等奖4项，河北省中医药学会科学技术奖一等奖5项、二等奖3项。从事中医教学、临床、科研工作。

执行主编 扈有芹：生于1970年12月，女，硕士研究生，副主任中医师，沧州市名中医，第四批全国名老中医药学术经验继承人，河北省第三批优秀中医临床人才，师从李士懋教授。发表论文8篇，参编著作4部，获沧州市科技进步三等奖1项，主持完成河北省中医药管理局科研课题1项。现于河北省沧州中西医结合医院从事临床工作。

执行主编 刘社涛：生于1981年10月，男，大学本科，主治医师，无极县医院中医科主任，师从李士懋教授。

内容提要

本书是国医大师李士懋及其学术团队"中医传承"的实录版、案例版。

如何搞好传承？

李士懋先生明确回答："大致有两种方法：一种是被动传承，跟师三年，抄方三年；一种是启发式、主动地传承。我们采取后者，具体做法是三步走：头一年，跟师抄方，熟悉师傅的辨证论治思路和方法；第二年，凡初诊病人，皆由学员独立连续诊治，师傅把关、修改，并扼要说明修改理由；第三年，学员之间互为师傅，甲看完，乙再改，丙再改，最后师傅评批。这颇似《经方实验录》，师生一起讨论。这种积极传承的方法收效颇高，现师生诊治符合率在70%~90%之间。"

本书就是将这些师生共同诊治，并有信息反馈、足资验证疗效的部分病例收集起来，再加按语，以阐明其理。犹看魔术，令人神奇不解，点破其道理，也就恍然大悟。所以每例加按，意在使人明其理、知其变。这些资料颇有价值：一是展示辨证论治的方法与特点，针对每个病人如何思辨与治疗；二是针对学员独立诊治中的不当之处，如何分辨其正误，针对性很强；三是理法方药相贯，展现经典理论对临床实践的巨大指导价值。

前言

在第四批全国老中医药专家学术经验继承人结业时，《平脉辨证传承实录百例（一）》问世，这其中总结了我们传承带教的三步法。现第五批即将结业，我们又撰写了《平脉辨证传承实录百例（二）》，传承带教方法又有了新发展，可称为七步法。

第一步：由师傅本人以《李士懋田淑霄医学全集》为教材，系统讲授其平脉辨证思辨体系，使学员对此有一个全面的了解。传承是广义的，学经典、学名家都是传承，所以除本人讲课外，还邀请了部分名家来讲座，以拓宽思路。

第二步：跟师诊治，熟悉师傅诊治方法，师傅手把手地教学员诊脉。

学习的本质是兴趣，只有感兴趣才愿意学。而兴趣的产生源于良好的临床疗效。必须以临床疗效来培养学员的学习热忱，这对师傅的压力很大，迫使师傅努力学习，认真辨治每个病人。

第三步：在基本熟悉师傅辨治方法后，由学员独立接诊辨治，书写完整病历，再由师傅把关批改，并指出对错，讲明道理。这个阶段每个学员必须独立面对患者的诸多症状和体征，从理法方药四方面做出回答。这就是以问题为中心的 PBL 教学法。这个阶段主要是锻炼学员独立诊治的能力。师傅在众目睽睽下批改，压力也很大，必须认真思辨。师傅给学员打分，而患者的疗效给师傅打分。

第四步：在独立接诊的基础上，学员互为师傅，甲学员看完后，乙学员来改，丙学员再改，最后师傅评判批改，指出对错。这既是讨论病例，也是提高学员分辨能力的阶段。

第五步：总结。在经过两年多跟师学习后，列出四本书，由学员自由组合撰写。

第一本是《跟师三年记》，主要写三部分内容，一是学了什么，二是用了什么，三是发挥了什么，这是对跟师三年的总结、提炼。只有善于思索、善于总结，才能使传承不断深化。

第二本是《传承实录百例》，通过分析由学员诊治经师傅批改的医案，进行总结，分析错在哪儿，对在哪儿，患者反馈如何，从而提高平脉辨证的水平。

第三本是师傅的《学术思想研究》，进一步总结自己对"平脉辨证思辨体系"的领悟、启发。

第四本是师傅的《医案研究》。中医治疗是个体化，因而医案的研究也是个案研究。个案之中亦寓以必然，从大量个案中，总结其必然，升华为理论，用于指导实践，就是对中医的传承发扬。《伤寒论》从一定意义上来说是医案集，通过大量医案发现辨证论治规律；吴鞠通从叶天士医案中，提炼出治疗温病的辨证规律，仲景、吴瑭皆为善读医案的榜样。

第六步：再传承。因陆续来学的人比较多，故采取老学员带新学员的办法。老学员除临床带教之外，也进行系统讲授。按《李士懋田淑霄医学全集》分段备课、试讲，合格后才能正式讲。这是一个再传承的过程。

第七步：现代研究表明，中西医是在东西方文化大背景下的两个医学体系，是必然要碰撞、交融的，与现代科学手段相结合进行中医学研究，具有广阔前景，且意义深远。中医药经几千年的不断发展，孕育着无穷的宝藏，亟待与现代科学手段相结合，揭示其奥秘，创立新的医学体系。

这种传承法，实质是以问题为中心的 PBL 教学法。可充分调动学员的独立思维和分辨能力，使学员水平提高较快，经两年左右的学习，其诊治与师傅的符合率达 90%。这种启发式的传承方法，效率远比跟师三年、抄方三年要高，我们作为学员深有体会。

在全部病例中，都贯穿了师傅的"平脉辨证思辨体系"。讲课只能讲一般规律，而医案却是灵活多变，且形形色色，每个患者，每次诊治，具体情况都不同，能够细致入微，丝丝入扣地辨证论治，并非易事。只有通过不断实践，才能登堂入室，达到高山之巅。

本书之医案，皆属个案。个案具有偶然性，往往被人忽视。但中医辨治的特点是个体化、恒动观，是最符合临床实际且具有前瞻性的，所以中医历来重视个案的研究。个案之中寓以必然，从大量个案中提炼其共同的必然，即规律。我们重视对个案的研究，正是遵循了中医辨治的特点，它是祖国医学宝库中璀璨的明珠，应予高度重视，所以我们组织第四批高徒撰写了《平脉辨证传承实录百例》第一部，现又组织第五批高徒撰写了第二部，既是三年跟师的总结，也是汇报。不当之处，敬请指正。

编写组

2015 年 1 月 15 日

于国医大师李士懋传承工作室

目录
CONTENTS

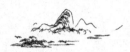

第一章　据脉动态辨证

　　中医辨证论治的核心是证，每个证都包含四个要素，即定性、定位、定量、定势。疾病的性质、病位、程度、病势是不断变化的，这其中有量变，也有质变。如何把握疾病的变化呢？《内经》提出"谨守病机"，《伤寒论》指出"观其脉证，知犯何逆，随证治之"。师傅在此基础上进一步指出，动态地辨证，脉变证亦变，据其所变，变法更方；脉未变，证未变，守前法前方治之，此即"谨守病机"之谓。

　　任何事物都是动态变化的，大到宇宙空间天体运动，地球的自转运动，四季变化，昼夜更迭，小到人体自身五脏六腑的新陈代谢运动，所有这些都是动态运动变化的过程，人体在生理情况下，不断调整自身，以适应外界自然社会的变化。同样，人体在疾病情况下不断调整功能状态，我们在用药时，人体亦会积极响应，故疾病会出现动态变化之势。《内经》提出"动而不已，则变作矣"的观点。运动是物质存在的形式及固有属性，动而不息是自然界的根本规律。中医学就是用运动变化的观点来分析研究生命、健康和疾病等医学问题，这是中医学的基本学术思想。

　　何以洞悉疾病的动态变化？主要是把握脉象的动态变化。师傅之《溯本求源平脉辨证》一书中指出："不仅要做到正确地识脉，还要在疾病的进程中动态地识脉。因各脉不是孤立的、静止不变的，而是动态变化着的。掌握了脉象的动态变化规律，才可以灵活地看待各种脉象，守绳墨而废绳墨，驾驭整个疾病进程及脉象的各种变化。"随着病机的变化，各种不同的脉象之间会相互转化，脉象的转化，反映了一种病机发展的不同阶段、不同程度以及向另一种病机的转化。不同脉象之间的转化不是突兀的、毫无规律的，是存在着有机联系的。我们可以透过脉象的动态变化，把握病机的动态转变。

我们通过以下病例学习体会师傅据脉动态辨证的思想。

例一：肝郁脾虚（便秘）

> 【学员诊治】邸某，女，21岁，某大学学生。2014年5月9日初诊：便秘5年，二三日一行，初硬后软，精神紧张时加重，手足冷。月经后期，延后1周左右，痛经，以经期第1天为重。
>
> 脉弦减。舌淡。
>
> 证属：肝郁脾虚。
>
> 法宜：健脾疏肝。
>
> 方宗：逍遥散。
>
> | | | | |
> |---|---|---|---|
> | 柴胡9g | 茯苓15g | 生白术30g | 党参12g |
> | 炙甘草8g | 当归12g | 干姜6g | |
>
> 7剂，水煎服。

【师傅批改】 改：当归30g；加火麻仁30g。

【学员诊治】2014 年 5 月 17 日二诊：大便好转，每日一行，现正值经期第 3 天，痛经减，量少。

上方加：肉苁蓉 12g、巴戟天 12g。

【师傅批改】脉右洪数，左弦滑。舌红。

证属：转阳明热盛而水亏。

法宜：清热佐以滋阴。

方宗：白虎汤加干地黄。

生石膏 18g　知母 6g　干地黄 15g　生甘草 6g

7 剂，水煎服。

【学员诊治】2014 年 5 月 24 日三诊：便仍每日一行，但觉量少，手足冷已除，经已净。

脉弦数减，洪象已去。舌淡红。

依 5 月 9 日方，加丹皮 10g、栀子 10g。

【师傅批改】脉弦数减，尺滑。舌淡红。

证属：气虚血亏。

法宜：益气滋肾。

方药：

黄芪 12g　　党参 12g　　茯苓 12g　　白术 12g

炙甘草 7g　　熟地 15g　　肉苁蓉 15g　山茱萸 15g

天冬 15g

7 剂，水煎服。

【学员诊治】2014 年 6 月 14 日四诊：已无不适。

脉弦数，沉取阳略弱，尺滑。

上方 7 剂，水煎服。

【师傅批改】脉同上。

证属：脾虚肝郁水亏。

方宗：逍遥散加干地黄。

柴胡 9g	当归 12g	白芍 12g	干地黄 18g
茯苓 15g	白术 10g	炙甘草 7g	

7 剂，水煎服。

按：（1）便秘，常以大肠蠕动论之，然中医视此症，甚为繁杂。师傅常讲："在上大学时，秦伯未老师给我们讲的便秘，印象至深，影响我一生。秦老师将便秘比作河里行舟。舟能行需要两个条件，一是有水，一是有风，舟方能行。秦老师讲课风度翩翩，比喻形象，深入浅出，历历在目。"

风为何？乃人身之气也；水为何？人身之阴液也，两者缺一不可。

气从何来？先天元气根于肾，后天之气由脾胃化生。气之行，须肾的气化，脾的化生，心的主宰，肺的治节，肝的疏泄，三焦通调，六腑传导。阴之布，须肾水升，脾胃化生输布，肺的宣发肃降，肝的疏泄，三焦六腑之通调。五脏六腑共同参与，才能够顺畅地解下大便，任何一个环节的障碍都可以引起便秘。若掌握了每个环节病变的特征及机理，又能有针对性地选择相应方剂,则便秘一症自可全局在胸,而不囿一方一法之死套。灵活辨治,此即中医的辨治观和整体观。便秘如此,他病亦然,此真乃授人以渔也。

(2)本例一诊脉弦减且经量少,弦乃肝郁,减为阳气不足,经量少乃血虚,方以逍遥散,健脾养血疏肝,重用生白术以健脾益气,推动大便排泄;重用当归、麻仁滋其阴血,一则益气,一则养血。因其手足冷,乃脾阳不能温养四末,加干姜者,以温养脾阳。

(3)二诊何以突转脉洪数?或因首方温燥,或因经期血下阳乃行?不论因何所致,见洪数之脉,此乃气分热盛之白虎汤脉。脉变则证变,故断然以白虎加生地予之。

(4)三诊何以转之气虚水亏?盖因上诊热盛,壮热可耗气伤阴,热退后转气虚水亏,与四君子加黄芪以益气,熟地、山茱萸、天冬、肉苁蓉以养阴血。大便日一行已月余,且脉亦正常,当为便秘已愈。

每诊方药各不同,乃脉变则证变,治当谨守病机,因证而异,此亦中医之恒动观。

例二:阴虚木亢,疏泄太过(糖尿病)

【学员诊治】穆某,男,57 岁。2014 年 4 月 18 日初诊:小便频数,每日十余次,口渴,喜饮水,寐差多梦,易怒,饮食多,腹泻每日 3 次。既往糖尿病史,现注射胰岛素治疗,具体剂量不详。

脉弦。

证属：阳虚。

方宗：真武汤。

炮附子30g（先煎）　干姜8g　　黄芪30g

茯苓30g　　　　　白术15g　党参15g

白芍12g　　　　　桂枝12g　炙甘草12g

【师傅批改】脉弦且劲。

证属：木亢，疏泄太过。

法宜：柔肝，泻肝。

方药：

乌梅10g　生白芍15g　山茱萸18g　炒枣仁30g

炙甘草9g

14剂，水煎服。

【学员诊治】2014年4月18日二诊：药后小便减少，每日3～4次，口渴、寐差减半，腹泻每日1～2次，饮食正常，脾气好转。

上方加黄芪60g、西洋参12g。

14剂，水煎服。

【学员诊治】2014年5月26日三诊：诸症皆减，大便已成形，手脚冷。

脉弦数，寸减。

上方14剂，水煎服。

【师傅批改】脉阳减尺弦。

证属：气虚于上，阴寒上乘。

方宗：苓桂术甘汤合真武汤。

黄芪 60g　党参 12g　桂枝 12g　炮附子 12g（先煎）

茯苓 15g　白术 10g　白芍 12g

14 剂，水煎服。

李士懋

按：（1）脉弦且劲，乃肝木亢。

肝木何以亢？肝体阴用阳，阴不足则阳易亢，乃本虚标实之象。木亢则疏泄太过，阴精不藏，血糖外泄。溲频、饮食多、寐差、便溏，皆疏泄太过之象。

本虚，当补其体。肝之体，阴也，酸入肝，补肝之阴，敛肝用之亢，故选乌梅、山药、山茱萸、枣仁味酸之品，补肝之体，敛肝之用，加甘草缓肝之急，若方中加牡蛎、龟板潜降之属，当更周全。

（2）三诊脉转阳减尺弦，此即《金匮要略·胸痹心痛短气病脉证治》篇"阳弱阴弦"之脉，上虚下寒，阴寒上乘阳位，方以苓桂术甘汤主之。桂枝、甘草辛甘化阳，以振奋心阳，司坐镇之权，主明则下安，茯苓、白术培土以治水，故治水气凌心之心下悸，又手自冒心者；真武汤温肾阳以治水，更加黄芪60g，益气升阳，补上之虚。

（3）一二诊症已减，何不遵效不更方而守方？因中医的理论特点是恒动观。一二诊已服药 28 剂，病情当有所改变。中医治病的原则是谨守病机，治病求本，本者，病机也。

判断疾病的变化，首重于脉。脉变则证变；证变，则治则、治法、方药等当随之而变，此即"动而不已则变作矣"。

"治病必求其本""谨守病机",说起来简单,用起来谈何容易,必须苦读经典,勤于临证,善思善悟,才能达较高境界。

例三:气虚肾亏(肺结核,支气管扩张)

【学员诊治】杨某,男,56岁。2014年4月14日初诊:咳嗽痰多,头昏欲仆,天旋地转,无力。

2012年查出肺结核,2014年肺CT显示:两肺感染,两侧支气管扩张,纵隔右肺有钙化灶。即刻血压110/80mmHg。

脉弦滑数。舌稍红,苔薄白。

证属:木火刑金。

方宗:泻青丸。

龙胆草6g	山栀6g	黄芩10g	羌活6g
当归8g	防风6g	川芎6g	蔓荆子6g
生甘草6g			

【师傅批改】脉弦细数,沉取阳减、尺弦。

证属:气虚肾亏。

法宜:益气滋肾。

方宗:补中益气汤合理阴煎。

生黄芪12g	党参12g	白术9g	茯苓15g
炙甘草8g	川芎8g	当归12g	柴胡8g
升麻6g	熟地30g	山茱萸15g	肉桂5g

7剂,水煎服。

【学员诊治】2014 年 4 月 21 日二诊：药后诸症均改善，但觉困乏。

上方加天麻 15g、炮附子 12g（先煎）、干姜 8g。共服 28 剂，眩晕、咳嗽均已不著，尚觉精力不济。

加生黄芪 30g。

7 剂，水煎服。

按：一诊，学生诊脉为弦滑数，若果以此脉，则属肝经热盛。咳嗽痰多乃肺经见症。肺何以咳痰？因脉弦滑数，此肝经热盛之脉，故此咳痰断为木火刑金。

何以头晕欲仆，天旋地转？此症可因外感内伤、虚实寒热多种原因引发，然脉弦滑数，则断为肝热上扰清空，与泻青丸方证基本相符，脉有滑象，若此方加炙桑白皮，佐金平木，或加黛蛤散清肝化痰，或更周全。

但师诊沉取阳减尺弦，乃气虚肾亏之证，与学员诊得脉象恰反，则病机迥异，此咳痰，当为脾肺气虚所致；此头眩欲仆，乃下虚使然，治当益气滋肾，改用补中益气汤合理阴煎。

由此可见，同一组见症，脉变则证变，立法处方随之而变，再一次证实脉诊在定证方面何等重要。至于对否，当以实践为检验的标准，经治月余，诸症著减，说明断为气虚肾亏是基本正确的，也证明平脉辨证这一思辨体系是正确的。故师傅倡平脉辨证，此乃中医传承发扬的一条正确道路。

例四：阴虚肝热犯肺（咳嗽）

【学员诊治】申某，女，8岁，本市人。睡前及早晨咳嗽甚，无寒热，食少便溏。

脉滑数。舌红苔白。

证属：风热入肺，肺失宣泄。

法宜：疏风透热，宣肺止咳。

方药：

桑叶 10g	菊花 6g	桔梗 6g	连翘 6g
杏仁 6g	薄荷 3g	芦根 15g	甘草 3g
鱼腥草 10g	前胡 10g	金荞麦 10g	川贝 3g

【师傅批改】脉弦细数。

证属：阴虚，肝热犯肺。

方药：

麦冬 12g	干地黄 12g	炙百合 12g	炙枇杷叶 7g
前胡 7g	炙桑叶 10g	黄芩 6g	竹茹 6g
川贝 8g	代赭石 12g（先煎）		

4 剂，水煎服。

【学员诊治】服药后，咳嗽很快痊愈。自昨日始又咳，据母诉因吃肉多引起。

脉弦细数。

证属：同上。

方药：上方加蒲公英 10g。

【师傅批改】 脉细无力。舌红苔薄白。

证属：脾虚夹痰。

法宜：健脾化痰。

方宗：六君子汤。

党参9g	茯苓10g	白术7g	橘红6g
炙甘草6g	清半夏6g	紫菀10g	

4剂，水煎服。

按： 此小恙，本可不采，然病无论大小新久，皆须在辨证论治原则指导下治疗，此案对掌握平脉辨证思辨体系有帮助，故采之。

（1）整体观。经云："五脏六腑皆令人咳，非独肺也。"这句经旨，深刻地体现了中医的整体观。肺病可咳，但肺之病，外感内伤，虚实寒热，相互兼夹，程度各异，分型繁杂。五脏六腑之诸多病变，上干于肺者，亦可令人咳。由此看来，咳，岂是三法五法几个死套子可以包罗得了的？亦非方证相应去对号入座的方法能全部应对的。这就要求治者必须从整体观出发，灵活辨证，才能恰当、准确地找出咳嗽的症结，谨守病机。

咳，须从整体观出发，进行辨证论治，其他疾病，亦应遵照此原则。咳嗽，仅举例而已，示人以规矩，此即中医的思辨。把灵活的辨证论治体系，弄成几个僵死的套路，是有违经旨的。

（2）平脉辨证。所有的疾病，本质上都是阴阳的不和；所有的治疗，都是使病者恢复阴阳相和的状态。但阴阳变化无穷，数之可千，推之可万，万之大，不可胜数。究竟每个病人在不同时空阴阳作何变化，还要具体辨证，因人而异。

本例脉弦细数，弦主肝，细为阴虚，数为热，故此咳为肝阴虚，肝热犯肺。方予麦冬、干地黄、百合养阴；代赭石平肝；黄芩、竹茹、川贝清热化痰；枇杷叶、前胡、炙桑叶降肺气，且佐金平木。法依证立，方从法出。脉证法方药一理相贯，故而效捷。

（3）恒动观。首诊因肝热犯肺而咳嗽，二诊亦为咳，却诊为脾虚，土不生金而咳。依据何在？以其脉弦细无力故知之。细而无力乃脾虚，弦有气郁，此即脾虚土不生金，肺失宣降而郁致咳，予六君子汤健脾化痰，加紫菀润肺降气止咳。同一咳嗽，不同人，不同时空，其致咳之因可各不同，不详加辨证，怎能切中病机？

由此例可见，中医不论大病小病，皆须认真辨证，而一旦掌握了辨证论治体系，则不论大病小病，可一通百通，百病一也。

例五：心阳虚（心中空悬感）

【学员诊治】吴某，女，53岁，保定人，2014年5月8日初诊：患者午睡醒后自觉心中空虚感3天，劳累或天气炎热后易出现心悸，偶夜晚憋醒，盗汗，左肩如物压感，心电图显示：V4～V6、ST段压低。腹部彩超示：轻度脂肪肝。

脉寸弱尺弦。舌下静脉怒张。

证属：心阳虚，阴寒上乘。

法宜：温阳散寒。

方宗：苓桂术甘汤。

茯苓 18g	桂枝 12g	白术 10g	炙甘草 9g
黄芪 15g	桃仁 10g	红花 10g	干姜 7g
炮附子 15g（先煎）			

【师傅批改】同意学员诊治，上方加红参 12g。

14 剂，水煎服。

【学员诊治】2014 年 5 月 26 日二诊：心悸，空虚感减轻，服药期间胃胀、腿胀，不欲食，口干，咳嗽，有痰，痰色白。

脉滑数减。

证属：气血虚。

方宗：人参养荣汤。

党参 12g	茯苓 15g	熟地 12g	当归 12g
白术 12g	炙甘草 6g	黄芪 15g	赤芍 12g
白芍 12g	肉桂 6g	五味子 6g	丹参 18g

【师傅批改】脉沉滑数。

证属：痰热内蕴。

方宗：黄连温胆汤。

黄连 10g	清半夏 12g	茯苓 15g	胆南星 10g
石菖蒲 8g	枳实 8g	竹茹 10g	丹参 18g

14 剂，水煎服。

【学员诊治】 2014 年 6 月 21 日三诊：患者服药后心中空虚感已无，胃胀缓解，现口苦，双下肢沉重、胀感，按之不肿。乏力，眼困不适，头昏。

脉沉弦减。

证属：气虚，清阳不升。

方宗：益气聪明汤。

蔓荆子10g	黄芪18g	白芍10g	葛根15g
羌活7g	防风7g	升麻6g	炙甘草6g
黄柏6g	柴胡8g	炒白术10g	

【师傅批改】 同意学员的诊治。

14 剂，水煎服。

【学员诊治】 2014 年 7 月 11 日四诊：上述症状均明显减轻，仍有口苦，现大便溏且急。

上方去黄柏，加干姜7g、补骨脂10g。

【师傅批改】 同意学员的诊治。加桂枝12g。

14 剂，水煎服。

李士懋 **按：** 中医是审证求因，即使有的疾病不知道病名，只要证确定了，中医便可治疗。就如本案，心中空虚感，西医没有明确的诊断，中医也没有相应的病名，但中医通过辨证能辨出是什么证，只要有证，中医就可以"法随证出，方随法立"，给出正确的治疗，最终把疾病治愈。此案脉"寸弱"则为中上二焦阳气不足；"尺弦"则为寒饮痹阻下焦，故诊断为：心脾阳虚不振，寒饮泛于上焦，学员治以苓桂术甘汤，重用桂枝和甘草，辛甘化阳，温振阳气，使上焦震摄有权；干姜、黄芪补脾阳，培土以制水；茯苓、白术健脾以利水通阳；附子温散下焦之寒；"血不利则为水"，故加桃仁、红花活血利水；师傅于方中加红参，温补脾气以助脾之运化，以上药物共奏温阳散寒化饮之功。

二诊症状减轻，师傅却急转直下，改温阳散寒药为清化热痰，是因脉变，证亦变，法亦随之而变，此中医动态辨证观，也是中医的精髓。三诊心中空虚感已无，师傅采用益气温阳之法，症状继续减轻，为何？此即平脉辨证，脉变证亦变，证变方亦变，正如仲景云：观其脉证，知犯何逆，随证治之。

例六：阳虚寒凝（腰痛）

【学员诊治】赵某，女，46岁。2014年3月31日初诊：患者腰痛（腰椎间盘突出）五六年，加重1个月，劳累后尤重。左手关节、左腿同，遇冷疼痛加重，颈部不适，活动不利。耳鸣，平素怕冷，畏风。

脉沉弦细无力。舌嫩。

证属：阳虚。

法宜：温阳。

方宗：桂甘姜枣麻辛附汤。

干姜10g　桂枝10g　细辛6g　麻黄4g
生姜5片　大枣6枚　炙甘草10g　生黄芪15g
炮附子12g（先煎）

【师傅批改】脉沉弦细拘减。

证属：阳虚寒凝。

法宜：温阳散寒。

上方加炒杜仲 15g、巴戟天 15g、肉苁蓉 15g、菟丝子 15g、鹿角胶 15g（烊化）。

14 剂，水煎服。

【学员诊治】2014 年 4 月 14 日二诊：腰痛好转，服药后上半身汗出，汗后自觉舒适，左手未抽痛，右手时有拘挛。

脉沉弦细拘减，尺弱。舌可。

仍拟上方。

【师傅批改】上方加狗脊 18g。

14 剂，水煎服。

【学员诊治】2014 年 4 月 28 日三诊：干活累后腰痛，右手已不拘挛。时有胸痛、胸闷，深呼吸则感缓解。颈椎不适，怕冷、恶风症状均减轻。大便每日 2～3 次，不成形。唇干，平素不敢食凉，现已能食。

脉沉弦细减，尺弱。

上方加白术 12g、葛根 18g。

14 剂，水煎服。

【师傅批改】改：炮附子 15g（先煎）。

28 剂，水煎服。

【学员诊治】2014 年 5 月 26 日四诊：腰痛、胸痛已不明显，善太息，神疲欲寐，大便每日 2～3 次，已成形，仍怕冷、恶风，右手持物自觉时有拘挛。活动后汗出减少。

脉沉弦细拘。

上方改：炮附子 30g（先煎）。

【师傅批改】加土元 15g。

14 剂，水煎服。

李士懋 **按：**《素问·举痛论》："寒邪客于脉外则脉寒，脉寒则缩蜷，缩蜷则脉细急，细急则外引小络，故卒然而痛。"寒客引起脉的缩蜷细急，故而腰痛、腿痛，颈椎不适，活动不利且遇冷加剧。寒客于脉外，脉细急，故而脉拘紧。

本案脉沉弦拘细减，沉主气滞，弦则为减，减则为寒，拘为寒束，细为精血虚。腰部疼痛、怕风怕冷，为阳虚寒凝的表现，脉症相合，诊断为阳虚寒凝，以桂甘姜枣麻辛附汤温阳散寒。师傅何以加入补益肾精之品？脉弦细减为精血不足，仅用桂甘姜枣麻辛附汤温阳散寒是不够的。故加入炒杜仲、巴戟天、肉苁蓉、菟丝子、鹿角胶、狗脊益肾补精血。诊治后腰痛明显减轻。

未加辅汗三法，何以汗出？此用温阳散寒益精血之品，人体阴阳和故而汗出。

辅汗三法，取之桂枝汤将息法，即啜粥、温覆、连续服药。此三法，有助阳气、助胃气、助汗、散寒的功能。若用麻桂等发汗剂，加此辅汗三法，则汗必出；若不用此三法则多不汗出。再者，辅汗三法尚可调节汗量，汗多者，可停药、停粥、减服；汗出少者，可增之。

例七：心阳虚（心慌）

> **【学员诊治】** 王某，女，45 岁，遵化人。2014 年 1 月 17 日初诊：心慌，左胸下痛，左后背痛三个月余。时有憋闷，深呼吸缓解。脚凉，出汗，耳鸣，自述春季咳嗽，昼轻夜重，无痰。纳可，寐可，二便可。高血压十余年，服用依那普利、美托洛尔、氨氯地平控制，即刻血压125/90mmHg。
>
> 　　脉沉细数无力。
>
> 　　证属：心阳虚。
>
> 　　方宗：炙甘草汤。
>
> 　　　　炙甘草 12g　　桂枝 9g　　生地 18g　　生姜 6g
> 　　　　党参 12g　　　麦冬 9g　　阿胶 12g（烊化）

【师傅批改】 脉沉细数急。舌嫩红有齿痕。

证属：气滞，火郁，夹瘀。

法宜：行气，透达郁热，佐以活血。

方宗：四逆散加升降散加血府逐瘀汤。

　　　　柴胡 9g　　　枳实 9g　　　赤芍 12g　　　炙甘草 9g

　　　　僵蚕 12g　　蝉蜕 8g　　　姜黄 10g　　　大黄 4g

　　　　桃仁 12g　　蒲黄 12g　　五灵脂 12g　　丹参 15g

7 剂，水煎服。

【学员诊治】2014 年 1 月 25 日二诊：心慌发作次数减少。左胸背痛、耳鸣、脚凉出汗如前，气短，善太息，畏寒。22 点后咳嗽，食后减轻，右大腿外侧凉。服药后大便稀，每日 2~3 次。

脉沉紧细小数急。舌有齿痕。

证属：寒束热郁。

上方加麻黄 6g、细辛 5g。

14 剂，水煎服。

【师傅批改】脉沉弦细小数急而拘紧。

证属：寒凝气滞，热郁。

同意学员方。

【学员诊治】2014 年 2 月 21 日三诊：心慌发作次数减少，活动后稍加重，咳嗽减，右大腿凉、畏寒、脚汗出减轻显著。头晕、头昏，心慌夜间加重，自述服药后眠时梦多，难以入睡。

脉沉弦细小数而拘紧。舌稍暗，有齿痕。

上方改：炙甘草 12g。加：郁金 12g、升麻 6g。

【师傅批改】证属：血虚，寒凝。

法宜：养血，通经散寒。

方宗：当归四逆合桂甘姜枣麻辛附汤。

桂枝 12g	炙甘草 10g	大枣 7 枚	白芍 12g
细辛 6g	麻黄 6g	当归 12g	干姜 12g
炮附子 12g（先煎）		生龙骨 30g（先煎）	
生牡蛎 30g（先煎）			

7 剂，水煎服。

【学员诊治】2014 年 3 月 8 日四诊：自觉心率白天减慢，胸前痛、发沉感，头晕、头沉，偶微咳。仍下肢凉、出汗，夜间心慌。

脉沉弦细数，尺脉拘。

上方加薤白 15g、党参 15g。

【师傅批改】停氨氯地平片。继服 1 月 17 日方。

14 剂，水煎服。

【学员诊治】2014 年 3 月 22 日五诊：患者停氨氯地平后低血压、头晕、心率均恢复正常，胸前不痛，偶咳嗽，仍脚凉、汗出。大腿已不凉。建议继续服氨氯地平 0.5 片/日。

脉沉弦细躁数。舌晦暗，有齿痕。

方药：

柴胡 9g	枳实 9g	赤芍 12g
炙甘草 12g	蜈蚣 10 条	僵蚕 12g
蝉蜕 8g	姜黄 10g	大黄 4g
桃仁 12g	红花 10g	蒲黄 12g（包煎）
丹参 15g	天麻 15g	白芷 7g
川芎 7g	全虫 10g	钩藤 15g（后下）
五灵脂 12g		

【师傅批改】脉沉弦细劲躁数急。

证属：阴虚，阳亢化风，热郁，夹瘀。

方药：

僵蚕 12g   蝉蜕 8g   姜黄 10g   大黄 4g

桃仁 12g	红花 10g	赤芍 12g	熟地 15g
丹参 15g	天麻 15g	全虫 10g	钩藤 15g（后下）
山萸萸 18g	白芍 18g	炒枣仁 30g	蜈蚣 10 条
生龙骨 30g（先煎）		生牡蛎 30g（先煎）	
土鳖虫 30g	生龟板 30g（先煎）		炙甘草 12g

以上方为基础服用 42 剂，停服降压药，血压基本维持在 140/90mmHg。

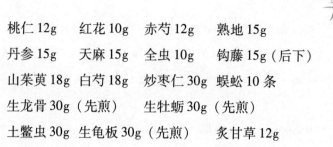

李士懋

按： 中医核心特色为辨证论治，如何辨则成为历代医家争论不休的话题。师傅临证五十余年，总结出以脉诊为中心、平脉辨证的辨证思路，这让后世学者能把握住中医辨证的根本。然何为"平脉辨证"？如本案初诊时学员诊断为心阴虚，师傅批改为气滞、火郁、夹瘀，一虚一实，一补一泻，反差如此之大，何也？细数为阴虚之脉，故学员以炙甘草汤主之。而师傅认为脉为沉细数急，沉主气滞，数急为热，与沉合之则为郁热，且舌暗为血瘀指征，故以四逆散合升降散合血府逐瘀汤行气透热以活血。实践是检验真理的标准，症状减轻，则说明师傅辨证准确，此即"平脉辨证"。

二诊：脉现沉弦细小数急而拘紧，拘紧为寒束，说明内有气滞、火郁、夹瘀，外有寒邪束缚，外寒不散，内中郁滞不去，故加入麻黄、细辛以散寒透邪。

三诊：脉沉弦细小数而拘紧，诸症减轻，而现头晕、头昏、心慌夜间加重，自述服药后眠时梦多，难以入睡。此邪气去，正气虚，以当归四逆汤合桂甘姜枣麻辛附汤养血散寒通经。

五诊：学员诊脉沉弦细躁数，师傅诊脉沉弦细劲躁数急，沉弦细燥数为阴虚化热之象，而劲、急为阴虚阳亢化风，故师傅于学员方去柴胡、枳实、蒲黄、五灵脂、白芷、川芎，加熟地、山茱萸、白芍、炒枣仁、生龙骨、生牡蛎、土鳖虫、龟板以滋阴平肝息风。

经过五次诊治，诸症得以缓解，血压基本维持在 140/90mmHg，取得较好疗效。此案的诊治是一动态变化的过程，非一病一方。中医讲究辨证论治，法随证出，方因法立，有是证，用是方。本案从气滞、火郁、夹瘀到寒凝气滞、热郁，再到血虚寒凝，最后到阴虚阳亢化风。看似诊治复杂，杂乱无章，但其实却简单明了，条理清晰。每个证的确立，每首方的转换，每味药的加减，均是根据脉，此亦为"平脉辨证"。

例八：气虚血瘀生风（脑梗死）

【学员诊治】贾某，男，无极人。2013 年 4 月 15 日初诊：言语不利 1 天，手精细动作不利，双下肢行走时自觉乏力。口稍干，后项发沉，小便每日约 8 次，夜尿 1 次，尿后余沥不尽，腰酸不适，面瘫（多发性脑梗），高血压。即刻血压 135/90mmHg。

脉沉缓减，寸弱。舌略暗，苔黄。

证属：气虚血瘀生风，肝肾不足。

法宜：补气息风化瘀，补益肝肾。

方宗：补阳还五汤合可保立苏汤。

赤芍 10g	川芎 8g	当归 12g	地龙 10g
桃仁 10g	红花 10g	苍术 8g	生黄芪 60g
炒杜仲 10g	补骨脂 6g	山茱萸 15g	益智仁 8g
蜈蚣 3 条	全蝎 10g		

【师傅批改】脉沉弦数减，寸弱。

上方加知母7g、葛根18g。

7剂，水煎服。

【学员诊治】2013年4月22日二诊：患者腰酸、下坠已不显，血压平稳110～130/80～110mmHg，在本地输高压氧液、长春西汀、奥扎格雷、川芎嗪、肌氨肽苷等药物。即刻血压105/85mmHg（晨起已服左旋氨氯地平）余症同前。

脉沉弦数减，寸弱。苔黄腻。

上方加鹿角胶20g（烊化），改：生黄芪90g。

10剂，水煎服。

【师傅批改】同意学员的诊治。

【学员诊治】2013年5月13日三诊：右手肌力恢复正常，双下肢走路较前有力，后项发沉减轻，小便已不频数，腰酸、下坠感减轻，仍言语不利，服药期间出现脑鸣耳鸣（如蝉），已停服降压药，近日血压120～130/80～90mmHg，即刻血压120/92mmHg。咽中有痰，便溏。

脉弦滑数减，尺无力。

方宗：地黄饮子。

熟地15g　山茱萸15g　石斛10g　麦冬10g

五味子6g　石菖蒲8g　远志8g　茯苓12g

肉桂5g　巴戟天10g　薄荷5g　磁石15g（先煎）

莲子15g　山药20g

【师傅批改】脉沉弦数。

证属：肝热化风。

方宗：羚角钩藤汤。

羚羊角 3g　　菊花 8g　　浙贝母 12g　　白芍 15g

僵蚕 12g　　钩藤 12g　　茯神 15g　　炙甘草 7g

全蝎 10g　　蝉蜕 7g　　桑叶 10g　　生地黄 15g

竹茹 12g　　蜈蚣 15 条

14 剂，水煎服。

按：肝风非一病之专名，乃由各种原因导致肝的病变，浸淫于筋而引发的一系列风证。师傅认为"风证，五脏六腑，虚实寒热皆可引发，但必涉于肝、淫于筋方生风证"。包括痉、搐、转筋、动摇震颤、中风㖞僻、眩晕物旋、步履蹒跚等诸多病证。因有动摇振掉的风的特性，而肝为刚脏，主风，故诸病皆称为肝风。风、寒、湿、火（热）、痰、气虚、阳虚、血虚、阴虚都可以引起肝风证。然肝风之作，有虚实之分，邪实化风者为实肝风，正虚而化风者为虚肝风。何以辨虚实？以脉之沉取有力无力分虚实，有力者为实，无力者为虚。此患者之手精细动作不利，双下肢无力，不能行走，皆属筋病也，脉沉弦数减寸弱，此为气虚，筋无以温煦，故以可保立苏汤大补元气以息大风。可保立苏方来源于王清任《医林改错》，此方原用于治疗病久，气虚四肢抽搐，项背反弓，昏沉不省人事等虚风内动证。我们用于治疗脾胃两虚气血不足，尤以气虚为甚者，重用黄芪补气息风，《名医别录》曰："黄芪可益气，补男女虚劳，祛五脏瘀血。"于本案之气虚血瘀风动证相符合，故用之效佳。脉数为肝肾阴虚有热之象，故加入知母补肝肾清虚热，加入葛根加强益气升阳之力。

三诊：右手肌力恢复正常，双下肢走路较前有力，后项发沉减轻，小便已不频数，腰酸、下坠感减轻，脉转沉弦数，为气虚得复，热象突显。中医治疗是恒动观，脉变证亦变，法亦随之而变。故诊为肝热化风，以羚角钩藤汤治之。

例九：痰热（水肿）

【学员诊治】范某，男，81 岁，2014 年 6 月 20 日初诊：全身水肿 3 年。肿时小便少，腿水肿（++），下午甚，肿时腿沉，手抖三十余年，口干，偶咳，少汗，纳、寐可。

西医诊断：右肾上腺瘤，肾萎缩，左前腹壁积液，右膝关节滑膜囊肿。心脏彩超：左右心房扩大，伴二、三尖瓣关闭不全，主动脉轻度钙化，伴轻度关闭不全。

脉弦滑数，尺旺涌动，参伍不调。舌苔黄腻。

证属：阴虚痰热内生。

法宜：滋阴，祛痰热。

方宗：大补阴丸合黄连温胆汤。

知母 6g	黄柏 6g	生地黄 15g
生龟板 30g（先煎）	黄连 6g	茯苓 30g
清半夏 30g	炙甘草 6g	枳实 10g
陈皮 6g	木防己 15g	竹茹 15g
全蝎 10g	蜈蚣 10 条	生石膏 30g（先煎）

【师傅批改】脉沉弦滑数，尺促。

证属：痰饮内蕴，三焦不通。

法宜：清化痰热，通利三焦。

方宗：黄连温胆汤合木防己汤。

    黄连 10g   枳实 10g   木防己 15g   党参 15g

    清半夏 12g   石菖蒲 10g   生石膏 10g（先煎）

    茯苓皮 30g   胆南星 10g   白芥子 12g   桂枝 15g

上方加减服药 63 剂，水肿微，未完全痊愈。

按：《素问·经脉别论》曰："饮入于胃，游溢精气，上输于脾，脾气散精，上归于肺，通调水道，下输膀胱，水津四布，五经并行，合于四时五脏阴阳，揆度以为常也。"此条指出水液的运行与脾胃、肺、膀胱等脏腑有关。《难经·三十一难》曰："三焦者水谷之通路，气之所始终也。"由此观之，水液的运行有三点要求，一是水液的充足，二是相关脏腑的功能正常，三是水液运行通道的通畅。

此案，一身悉肿，脉以滑数为主，故而定位为痰热内蕴，三焦不通。予以黄连温胆汤以清化热痰，痰热去则三焦自通，水肿则消。《中藏经》所言："三焦通则内外左右上下皆通。"

中医的魅力在于思辨，而不是懂几个方。明于理，则不拘于方，懂得其中的道理就可知气、血、痰等各种原因皆可导致水肿，治疗也绝非发汗利小便如此简单，八法皆可用于治疗。常须识此，勿令误也。

此案前后治疗两个月，服药 63 剂，一直以黄连温胆汤加减，脉未变，证未变，法亦不变，方不变。守方还是变方非定法也，平脉辨证。

例十：寒痹，热郁，血瘀阻痹经脉（高血压）

【学员诊治】赵某，男，32岁，本市人。2014年4月12日初诊：患者高血压半月余，血压130/100mmHg左右，即刻血压130/100mmHg，颈僵，两太阳穴上部微胀，高血压下午4~5点和晨起显著。

脉沉弦拘紧稍数。舌嫩红暗，苔可。

证属：寒痹，血瘀阻痹经脉。

法宜：散寒、活血、通脉。

方宗：麻黄附子细辛汤。

麻黄8g	桂枝12g	葛根40g	细辛7g
桃仁12g	红花12g	土元5g	全虫10g
蜈蚣10条	炮附子15g（先煎）		

【师傅批改】脉沉弦拘紧滑稍数。

证属：寒痹，热郁，血瘀阻痹经脉。

法宜：散寒，透热，活血通脉。

学员方加生石膏25g（先煎）、栀子12g。

7剂，水煎服。

【学员诊治】2014年4月19日二诊：药后汗透，全身舒适，颈僵、两太阳穴胀基本消失。自觉心情舒畅，即刻血压120/96mmHg。

脉证同上。

上方加黄芪40g。

【师傅批改】 脉弦濡滑数。舌中后苔腻。

证属：湿热。

方宗：薛氏四号方。

地龙 12g	滑石 12g	黄连 9g	羌活 8g
秦艽 10g	葛根 15g	炒苍耳子 10g	蔓荆子 10g
威灵仙 10g	川芎 8g	全虫 10g	蜈蚣 10 条
海风藤 10g			

14 剂，水煎服。

电话回访：血压维持在 120/88～90mmHg，未服降压药。

李士懋 **按：** 本案讨论三个问题：

（1）《素问·举痛论》曰："寒气客于脉外则脉寒，脉寒则缩踡，缩踡则脉绌急，绌急则外引小络，故卒然而痛。"这段经文明确指出寒邪外客，引起脉的踡缩，绌急表现在脉象上故为沉弦拘紧，呈一种痉挛状态，此为痉脉。痉脉为师傅独创，对痉脉，师傅又独创寒痉汤（桂枝去芍药汤加麻黄附子汤加止痉汤组成）散寒解痉，临床效果极佳。高血压可因外周血管痉挛，阻力增高而引发，此与寒凝血脉收引凝泣，出现脉弦拘紧的痉脉，机制是相通的。温阳散寒而发汗，解除寒邪的凝泣，可由痉脉而转为舒缓，故而降低血压。只是本案更为复杂，寒痹日久，郁而化热，则形成寒束热郁之证，故师傅于方中加生石膏、栀子清郁热。

（2）本案并非外感，亦无恶寒、无汗、脉浮等证，纯属里证，何以汗之？因寒凝于里，故汗之以祛邪。加辅汗三法，以助药力发汗，此与桂枝汤将息法有异曲同工之妙。

（3）一诊温阳散寒解痉效果显著，二诊却急转直下，采取清热祛湿之法，何也？盖寒邪已祛，湿邪初露，郁热透达于外而致。故师傅用薛氏四号方清热燥湿，通络解痉，最终病愈。此亦说明"效不更方"之说并非不易之论，当以谨守病机为是。

例十一：阳气亏虚（癌性发热）

【学员诊治】张某，男，51岁，2013年12月16日初诊：右胁下吸气则痛，深呼吸减轻，矢气少，食可，善太息，近来低热，体温37.4℃，下午加重，上午及晚间正常。西医诊断：腹膜癌。CT：两侧胸膜增厚伴多发钙化，肝周包裹性积液，肾盏小结石，腹膜大网膜增厚伴多发性小结节，前列腺肥大。

脉弦数按之无力。

证属：气虚夹瘀。

方宗：补中益气汤。

黄芪12g	当归6g	柴胡3g	莪术9g
党参12g	全蝎10g	炙甘草6g	陈皮6g
蜈蚣10条	白术10g	升麻3g	三棱9g

【师傅批改】学员方改：黄芪15g、当归12g、柴胡9g、党参15g、升麻6g。加：干蟾皮10g、炮附子15g（先煎）、仙茅12g、巴戟天15g、守宫10g。

另：六神丸4盒，每服10粒，1日2次。

7剂，水煎服。

【学员诊治】2014年1月4日二诊：服药后体温降至37.2℃，已有矢气，左小腹部包块，按之硬微痛，食可。

脉弦无力，按之阳弱尺弦。

上方加生鳖甲30g（先煎）。

【师傅批改】脉弦细略劲。

处方：12月16日方去守宫、干蟾皮。

14剂，水煎服。

【学员诊治】2014年1月20日三诊：气短，已不发热，体温36.5℃，食可，自述服药后烦躁好转。

脉弦按之无力。

上方加黄芪30g。

20剂，水煎服。

【学员诊治】2014年2月17日四诊：食欲下降，食后胃胀满，夜寐易醒，小便数，心烦，喜静，右胁下吸气则痛，未再发热。

脉弦无力。

上方加白芍12g、茯苓12g、谷芽12g、麦芽12g。改：黄芪15g、郁金10g。

14剂，水煎服。

【学员诊治】2014年3月22日五诊：断药十余天，现每天午后发热，体温37.5℃～37.8℃，可自行缓解，无恶寒，汗出，现脘腹胀满，食欲差，大便每日1～2次，偏稀，夜尿3次左右，现少量胸水。

脉沉弦缓减，尺弦细急。

方药：

黄芪 15g	当归 12g	柴胡 9g	党参 15g
炙甘草 9g	陈皮 6g	炒白术 10g	升麻 6g
枳壳 6g	仙茅 12g	巴戟天 15g	郁金 10g
厚朴 6g	炮附子 15g（先煎）		

14 剂，水煎服。

【师傅批改】 学员方去郁金、厚朴、枳壳。加熟地 40g、山茱萸 30g、肉桂 5g。

14 剂，水煎服。

按： 发热原因众多，大致分为虚实两类，实者因六淫、七情、气血痰瘀等，治疗以祛邪为主；虚者乃气血阴阳之虚，以扶正为主。倘若虚实夹杂者，则祛邪扶正两相兼顾，务求阴阳平和。

此案脉为阳微阴弦。以脉定证，沉取阳脉微无力，乃气虚于上，阴脉弦，弦为阳中之阴脉，弦则为减，弦则为寒，故下焦阴盛阳虚。定证为气虚于上，阴盛于下，阳虚发热。阳虚者，本应恶寒，何以发热？阳虚者，阴寒内盛，格阳于外而为热。此即阴盛格阳，或真寒假热，或称龙雷之火。此热不可水灭，不可直折，当引火归原。方中补中益气汤补中上焦之气；阳气亏虚，故加附子、仙茅、仙灵脾温肾阳，补火生土，土厚阴火自伏而热势不作。

二诊：脉弦细略劲，劲乃阴血亏虚，津液不能濡养脉体而产生脉失柔和之象，故此脉主阴虚。阴虚不能制阳，阳气浮动而为热，法当滋阴潜阳，故加鳖甲30g以滋阴潜阳退热。

例十二：心脾两虚（抑郁症）

【学员诊治】郑某，女，38岁。2013年10月7日初诊：心悸，恐惧，无安全感。近3个月来发作频繁，夜间睡中出现大喊大叫，但自身意识不到，入睡困难，耳鸣3～4年，月经正常。省三院诊断为"抑郁症"，服西酞普兰及奥沙西泮后减轻。

脉弦缓，按之减。

证属：心阳虚。

法宜：补益心阳。

方宗：桂枝甘草龙骨牡蛎汤。

桂枝10g　　炙甘草10g　　生龙骨20g（先煎）
生牡蛎20g（先煎）

【师傅批改】

方宗：柴胡加龙骨牡蛎汤。

柴胡9g	党参12g	生龙骨30g（先煎）
生牡蛎30g（先煎）	桂枝9g	黄芩9g
茯苓15g	磁石20g（先煎）	
白芍12g	大枣7枚	炒枣仁40g
清半夏10g	当归12g	柏子仁15g

14剂，水煎服。

另辰砂20g、琥珀20g、珍珠粉20g，共为细末，分60次服用。

【学员诊治】2013 年 10 月 25 日二诊：回去停西药后发作 4 次，仍耳鸣，躁狂，心悸，咽干，多梦。

脉弦缓减。舌淡红，苔薄白。

服上方。

【师傅批改】上方改：桂枝 12g，加炮附子 12g（先煎）。14 剂，水煎服。

【学员诊治】2013 年 11 月 8 日三诊：服药后又发作 5 次，仍耳鸣，咽已不干，干咳，多梦。

脉沉弦数，左减。舌淡红，苔薄白。

方药：

麻黄 6g	桂枝 12g	白芍 12g	细辛 6g
干姜 7g	五味子 6g	炙甘草 6g	清半夏 12g
柏子仁 15g	茯苓 18g	当归 15g	柴胡 9g
炒枣仁 50g		生龙骨 30g（先煎）	
生牡蛎 30g（先煎）		炮附子 12g（先煎）	

14 剂，水煎服。

另辰砂 20g、琥珀 20g、珍珠粉 20g，共为细末，分 60 次服用。

【师傅批改】依 10 月 7 日方去桂枝，加栀子 12g。

【学员诊治】2013 年 11 月 22 日四诊：服药后发作 1 次，腹胀，矢气少，干咳。

脉弦数减。

方药：

柴胡 9g　　　党参 12g　　　黄芩 9g　　　炙甘草 9g

白芍 12g　　　茯苓 15g　　　清半夏 10g　　大枣 7 枚

当归 12g　　　枳实 12g　　　炒枣仁 40g　　柏子仁 15g

磁石 20g（先煎）　　　　　生龙骨 30g（先煎）

生牡蛎 30g（先煎）

4 剂，水煎服。

【学员诊治】2013 年 11 月 26 日五诊：近 2 周共发作 2 次，食欲差，干咳。

脉弦减，尺稍旺。舌淡红，苔薄白。

上方加：知母 6g、黄柏 6g、熟地 18g、山茱萸 15g。去枳实。

另辰砂 20g、琥珀 20g、珍珠粉 20g，共为细末，分 60 次服用。

【师傅批改】依 10 月 7 日方加熟地 18g、山茱萸 15g。

28 剂，水煎服。

【学员诊治】2013 年 12 月 20 日六诊：服药后又发作 5 次，食欲差，稍干咳。

脉弦细无力，尺减。

方宗：安魂汤。

清半夏 12g　　　　茯苓 18g　　　煅龙骨 30g（先煎）

煅牡蛎 30g（先煎）熟地 15g　　　龙眼肉 15g

酸枣仁 40g　　　　山茱萸 15g

代赭石 18g（先煎）

【师傅批改】

证属：阳虚。

> 桂枝 15g　　生龙骨 30g（先煎）　　生牡蛎 30g（先煎）
>
> 炙甘草 12g　　茯苓 30g　　　　　　炮附子 30g（先煎）

7 剂，水煎服。

【学员诊治】2013 年 12 月 27 日七诊：发作 2 次，白天发作，纳差，脚凉。

脉弦细无力，尺减。

上方加红参 10g、当归 12g。

14 剂，水煎服。

【学员诊治】2014 年 1 月 10 日八诊：发作 4 次（3 次在白天，1 次在夜间），纳尚可。

脉沉弦细减。舌淡。

上方加白芍 12g、生姜 6g、大枣 6 枚。改：炮附子 40g（先煎）。

【师傅批改】

方宗：归脾汤。

> 党参 12g　　炙甘草 10g　　远志 10g　　炙黄芪 12g
>
> 桂枝 10g　　炒枣仁 30g　　茯神 18g　　当归 12g
>
> 生龙骨 30g（先煎）　　　　生牡蛎 30g（先煎）
>
> 白术 10g　　桂圆肉 15g

以上方加减，黄芪加至 120g，共服药一百九十余剂，夜晚无大喊大叫之症，寐可，耳鸣已除。

按：《素问·宣明五气论》曰："肝藏魂，心藏神。"神主人体的精神意志，思维活动，魂为随身往来的精神活动，故精神疾病多为各种因素而致的神魂不安。

《景岳全书》曰："盖寐本乎阴，神其主也，神安则寐。"患者于夜间出现大喊大叫而不自知，此乃神不安而魂不守舍也，故而首诊从肝论治，肝胆相表里，少阳枢机不利，肝气不舒则肝不藏魂，患者脉弦减，弦为少阳气郁，血弱气尽则脉减。因而选用柴胡加龙骨、牡蛎，方中龙骨、牡蛎、磁石重镇安神，镇惊，小柴胡汤和解少阳，通利三焦。

何以二诊加入附子，增加桂枝剂量？三诊加栀子？少阳证是半阴半阳，半虚半实证，可向虚的方向转化，也可向实的方向转化；可向寒的方向转化，亦可向热的方向转化。二诊脉弦缓减，是阳气虚，故加附子、桂枝；三诊脉沉弦数，左脉减，是有郁热之象，故加入栀子。

五诊，经过近 2 个月的治疗，少阳郁热已渐去，尺脉现稍旺，显肾阴亏阳动之象，故加入熟地、山茱萸补肾填精。

五诊后，脉转为弦细无力，虚象始露，无力为气虚，细为血虚，病位在哪？在心脾，则以温阳为主，先以桂枝加龙骨牡蛎汤加附子温心阳，后以归脾汤益气养血，健脾养心安神。

前后加减服用 193 剂后，发作频率及持续时间陆续减少，最后 30 剂药服用期间患者未发作一次，且精神面色皆佳。

初起脉弦数减，乃少阳有郁热，郁热扰神，热清后虚象显，故以桂枝加附子汤加减以温心阳、安神志，脉弦细无力，气血两虚，心脾失养，又以归脾汤治之。此案治疗前后三改其方，反映了中医动态辨证论治的思辨过程。

黄芪何以加大量至120g？《神农本草经》云"黄芪息大风"，小剂量黄芪10～12g升阳气，中等剂量15～20g益气健脾，大剂量息风托里举陷。例如王清任的可保立苏汤、补阳还五汤均用大剂量黄芪息大风，黄芪可用至300g，此例患者夜晚走动，大喊大叫，亦属气虚风动之象，故黄芪用至120g。

例十三：肝虚（心悸）

【师傅诊治】王某，女，69岁，本市人。2013年9月9日初诊：间断心悸月余，劳累后加重，时气短，白天口干、口苦，精神差，眼不适，大便不成形且急，每日2～3次，未作心电图。

脉左沉涩，右沉无力。舌苔失润。

证属：心脾两虚。

方宗：归脾汤。

生黄芪18g	当归12g	远志6g	桂枝10g
党参12g	炙甘草6g	桂圆肉10g	乌梅7g
白术10g	云茯苓12g	炒枣仁30g	白芍15g

14剂，水煎服。

【学员诊治】2013年9月23日二诊：心悸减轻明显，低血糖时有心悸，左膝关节红肿变形，仍口干，未口苦，寐尚可，动辄汗出，大便已正常。

脉沉涩无力。舌红少苔。

上方加知母6g、杜仲15g、牛膝18g。

【师傅批改】脉右沉弦拘，左沉弦无力。舌绛，中无苔。

证属：肝虚，寒凝。

方宗：桂枝加附子汤。

> 桂枝 12g　　生黄芪 12g　　白芍 12g　　大枣 7 枚
>
> 炙甘草 10g　炮附子 15g（先煎）

7 剂，水煎服。

【学员诊治】2013 年 10 月 7 日三诊：心悸减，仍活动后气短，口干口苦，仍汗出，大便不成形，纳可，寐一般。

脉右沉弦拘减，左沉弦无力。舌稍暗。

上方加细辛 6g、生姜 4 片。

【师傅批改】脉右沉弦滑数，左沉弦无力。

证属：肝血虚，气分郁热。

方药：

> 当归 10g　　僵蚕 12g　　黄连 10g　　熟地 12g
>
> 蝉蜕 6g　　葛根 12g　　山茱萸 30g　姜黄 9g
>
> 白芍 15g　　栀子 10g

7 剂，水煎服。

【学员诊治】2013 年 10 月 18 日四诊：多年口干明显减轻，心悸已除，仍里急，天凉左腿痛、左手胀。

脉同上。

上方 7 剂，水煎服。

【师傅批改】学员方加柴胡 9g、生黄芪 12g。

【学员诊治】 2013 年 10 月 28 日五诊：口干好转，心慌又反复，腹隐痛，大便稀，每日 2~3 次。

脉右弦滑数，左脉弦细。舌红苔白。

方药：

当归 10g	僵蚕 12g	黄连 10g	熟地 12g
蝉蜕 6g	葛根 12g	山茱萸 30g	姜黄 9g
白芍 15g	栀子 10g		

7 剂，水煎服。

【师傅诊治】 2013 年 12 月 20 日六诊：患者服药后诸症均减，20 天前因感冒输液导致胃至咽部烧灼感，每天 2~3 点出现，持续 1 小时左右，舌根痛，白天尚好。夜间口苦，脑鸣 4 次，持续半分钟。既往患浅表性胃炎。纳一般，寐一般，仍口略干。

脉左弦细数按之无力，右弦滑数。舌绛。

证属：肝虚，气分郁热。

方宗：小柴胡汤合升降散。

柴胡 9g	清半夏 9g	蝉蜕 7g	栀子 12g
黄芩 10g	炙甘草 7g	姜黄 9g	豆豉 7g
党参 12g	僵蚕 12g	大黄 4g	连翘 12g

7 剂，水煎服。

李士懋

按： 一诊脉左沉涩，右沉细无力，诊为心脾两虚，用归脾丸症状缓解约 3/5，下一步的治疗是"效不更方"吗？非也。《伤寒论》云："观其脉证，知犯何逆，随证治之。"二诊学生见汗出、口干，诊为有热，加知母6g，师傅平脉辨证，脉右沉弦拘，左沉弦无力，弦主肝，无力主虚，拘主寒凝，故诊为肝虚寒凝。以脉解症，汗出为阳气虚，肌表失其固护，非热也；口干，乃气虚津不上承也，故以桂枝加附子汤益气温阳散寒。三诊脉右沉弦滑数，左沉弦无力，此肝血虚，气分郁热也。故以四物汤去川芎加山茱萸养肝血，升降散透发气分郁热。

此案三诊三变其治法，即平脉辨证，随证治之。脉不是孤立的、静止不变的，而是不断地动态变化的。掌握了脉象动态的规律，才可以灵活地看待各种脉象，守绳墨而废绳墨，驾驭整个疾病进程及脉象的各种变化。

例十四：肝热（下利）

【师傅诊治】王某，男，24岁。2008年3月7日初诊：便溏，便急，日三四次，已有5年。

脉沉弦数，舌红苔白。

证属：肝热下利。

法宜：清肝热。

方宗：白头翁汤。

白头翁12g	黄芩10g	白芍12g	秦皮12g
黄连12g	五倍子10g		

3剂，水煎服。

【师傅诊治】2008年3月10日二诊：大便每日1次，已不急。

脉沉弦数。

证属肝热未除。

上方加葛根15g。

4剂，水煎服。

【师傅诊治】2008 年 3 月 14 日三诊：大便每日 1 次，已不急，久坐仍肢麻。

脉弦数，略细。

证属肝热未清，肝阴虚。

仍服 3 月 7 日方。

去五倍子。改：白芍 18g；加炙甘草 8g。

【师傅诊治】2008 年 3 月 21 日四诊：大便每日 1 次，质黏，已不急，食可。

脉弦数。舌偏红暗。

上方加川木通 7g。

7 剂，水煎服。

按：下利按表里分，在表有寒湿、风湿下利，在里有积热、伤食、脏寒下利等；按《伤寒论》分有太阳下利、阳明下利、太阳阳明合病下利、太阴下利、厥阴下利以及少阴下利。肝主疏泄，肝热则疏泄过度而下利急迫，木克土则便溏，故师予白头翁汤清泄肝热。如何别之？关键在于脉。本案脉沉弦数，弦在于肝，故断为肝热下迫。乌梅丸、白头翁汤均治疗厥阴下利，如何别之？乌梅丸和白头翁汤都是肝郁热下迫而致下利，所不同者，乌梅丸为肝阳虚馁，肝失疏泄，郁而化热，热迫大肠而下利，故乌梅丸脉弦减或弦数减或弦缓减。白头翁汤为肝热下迫大肠，是实证，脉弦滑数有力。

二诊症虽已愈，然脉仍为弦数，则说明肝热未除，如此停药恐其反复，故师予上方加葛根升提下陷之热，取葛根芩连汤之意；三诊，脉见细象，说明肝热未尽，阴虚之象始萌，故炙甘草与白芍配伍以酸甘化阴。平脉辨证不仅包涵以脉定病机定病证，更有以脉求因、以脉定病势、以脉定病位、以脉定转归、以脉定预后等多种内涵。故"平脉辨证"是学习中医的一盏明灯，一条捷径。

例十五：肾阳虚（脑鸣）

【学员诊治】 张某，男，67 岁，北京人。2013 年 6 月 10 日初诊：耳鸣，脑鸣，站或者坐不甚，平躺则鸣，影响睡眠两年余。偶后头痛，夜尿 1~3 次，听力减，血压正常。纳食可，二便调。

脉弦拘减。舌稍红，苔薄白。

证属：阳气不足，寒束清阳不升。

法宜：温阳益气散寒。

方药：

麻黄 6g	白术 12g	蔓荆子 9g	葛根 15g
白芍 10g	细辛 6g	党参 12g	茯苓 12g
升麻 7g	柴胡 8g	生黄芪 12g	

7 剂，水煎服。

【师傅诊治】 2013 年 6 月 17 日二诊：药后前 2 天耳鸣加重，第 3 天耳鸣与药前相当，夜尿 2~3 次，出汗较多，口唇生疮，晨起吐黄痰。其他可。

脉阳弱尺弦。舌可，苔黄厚。

证属：阳虚，阴寒上逆。

方宗：右归饮合益气聪明汤。

熟地黄 15g	巴戟天 12g	肉桂 5g	党参 12g
升麻 6g	白术 10g	山茱萸 15g	肉苁蓉 12g
炮附子 9g（先煎）		生黄芪 12g	柴胡 9g
茯苓 12g	羌活 7g	山药 15g	当归 12g
葛根 12g	鹿角胶 15g（烊化）		

14 剂，水煎服。

【师傅诊治】2013 年 7 月 2 日三诊：脉同上。

耳鸣已不著，脑鸣轻，未已，寐可。

上方 14 剂，水煎服。

【师傅诊治】2013 年 8 月 9 日四诊：耳鸣基本已去，脑鸣变化不大，夜尿 1~2 次。

脉弦，按之阳弱尺弦。

上方加枸杞 12g。

14 剂，水煎服。

【师傅诊治】2013 年 8 月 31 日五诊：脑鸣如前，不影响休息，自述服药后汗出增多。

脉弦，按之阳减尺弦。舌淡苔白。

上方加浮小麦 30g。

14 剂，水煎服。

按：一诊师傅因有事，由学员代诊。脉弦拘力减，乃是阳虚寒束，清阳不能上达，故出现头晕、脑鸣等清窍失养之症；阳气不足，固摄无权，故夜尿。用温阳益气散寒之法。二诊脉已无拘象，且汗出较多，知其寒气已散。何以口舌生疮？

此中气虚，阴火上浮。仍有耳鸣，此阳气虚不能上荣清窍，故脉现阳弱尺弦。故方用右归饮补肾阳，散阴寒，益气聪明汤补气升清。三诊耳鸣已不明显，脑鸣亦轻，知已中病，脉如前，故仍上方继服。四诊，耳鸣除，仍脑鸣，夜尿见好转，上方合入枸杞子益精血，继服。

例十六：气虚清阳不升（头昏）

【学员诊治】杨某，男，21 岁，学生。2013 年 8 月 16 日初诊：头昏 2 年，平素精力不济，受凉后头痛，食少腹胀，大便稀，量少，不能食凉。

脉弦濡滑减。舌尖红，少苔。

证属：气虚清阳不升。

方宗：升阳益胃汤。

党参 12g	生黄芪 15g	清半夏 12g	茯苓 15g
羌活 6g	白芍 12g	大枣 6g	泽泻 12g
川芎 7g	白术 12g	黄连 6g	陈皮 6g
防风 9g	柴胡 6g	生姜 5 片	炙甘草 6g
白芷 6g			

7 剂，水煎服。

【师傅批改】可。

【学员诊治】2013 年 8 月 24 日二诊：服药 2 天后腹泻，乏力，面浮肿，头昏。

脉弦濡滑减。

上方改：黄连 3g，陈皮 3g。

【师傅批改】8月16日方继服。

7剂，水煎服。

【学员诊治】2013年8月31日三诊：头晕、腹胀减半，口干舌燥。

脉弦濡滑数。

上方改：黄连9g。

【师傅批改】脉右弦滑燥数，左阳弱阴动数。舌淡红，苔薄白。

证属：水亏火旺，肝用不及，气分郁热。

方药：

熟地15g	生龟板30g（先煎）	知母6g
黄柏6g	栀子12g	淡豆豉12g
姜黄10g	黄连10g	柴胡9g
白芍12g	当归12g	生黄芪12g

7剂，水煎服。

按：患者一诊脉弦濡滑减，乃是脾虚兼有湿邪阻滞之证，阳气者精则养神，脾虚清阳不升，故而头昏，精力不济。食少腹胀，大便稀，乃是脾虚不运，湿邪不化之症。故方用升阳益胃汤加减以益气升阳化湿。

二诊出现腹泻、乏力、头仍昏，学生处方减黄连剂量，师傅何以坚持原方继服？其一，脉未变，病机未变，证亦未变，治法亦不变。其二，本例患者一诊为气虚夹湿热，用药后出现腹泻是湿有出路的表现，而非坏证。其三，黄连在《神农本草经》中列为上品，有治疗"肠澼腹痛下利"之功，故黄连可"厚肠胃"，并非是造成腹泻的原因。

三诊时头晕、腹胀均明显减轻，何以不原方继续服用？服益气升阳化湿药后，湿渐化而热象显，故右脉转弦滑数。左寸弱乃肝升发不及，是肝虚，用当归、白芍补肝体益肝用，黄芪补肝气，助升发。左尺动数乃水亏相火旺，用大补阴丸滋阴清热，此正是中医的思辨，中医治病非几个僵死的证型，效不更方，一方用到底的。

例十七：血热（牛皮癣）

【学员诊治】李某，女，15岁，唐山人。2013年5月3日初诊：牛皮癣10年，初起因右脚骨折打石膏，拆石膏时候发现小腿两侧有小红点、痒，后诊为牛皮癣，曾服中西药，开始有效，后无效。全身泛发，双小腿最重，全身背部及肢体外侧为重，下肢大片皮损及紫斑，斑块状溃破。春夏痒，秋冬不痒。平日忌口甚严，感冒后加重。多梦，白发，满月脸。月经量多，色暗红，有血块，偶痛经。周期规律，白带多有异味。

脉弦滑数。舌稍暗。

证属：血热。

法宜：凉血。

方宗：清瘟败毒饮。

生石膏 30g（先煎）	知母 8g	水牛角粉 15g
丹皮 10g	赤芍 10g	生地 12g
黄芩 10g	黄连 8g	黄柏 10g
栀子 10g	桔梗 6g	玄参 15g
连翘 10g	竹叶 8g	白鲜皮 15g
地肤子 15g		

【师傅批改】改：水牛角 30g，知母 5g，黄柏 5g，连翘 15g。加紫草 30g、槐花 30g、地榆 12g。

14 剂，水煎服。

【学员诊治】2013 年 5 月 20 日二诊：症状同上，药后无不适。

脉沉滑数。舌偏红，苔白。

加金银花 30g、薏苡仁 30g。

30 剂，水煎服。

【师傅批改】可。

【学员诊治】2013 年 6 月 22 日三诊：皮疹较服药前增加，颜色较前淡，痒较前轻，曾行割耳治疗 1 次。

脉沉弦滑数减。舌红，苔白。

上方加苍白术 10g、党参 10g。

【师傅批改】加山萸 12g、玳瑁 3g（研末分冲）。

28 剂，水煎服。

【学员诊治】2013 年 7 月 26 日四诊：药后疹显著减轻，已经不痒，皮损面积缩小，颜色转淡，白发较前减轻。带已可，月经量仍较多，暗红有血块，经已不痛。

脉弦滑数减，尺弱，左脉沉。舌红，苔黄腻。

上方加苍术 10g、巴戟天 10g。

【师傅批改】加苦参 12g。另羚羊角 30g，浓煎频服。

28 剂，水煎服。

【学员诊治】2013 年 8 月 16 日五诊：上肢疹已经不显，下肢皮损面积缩小，已经不痒。白发减少，月经正常。

脉沉弦滑数减，尺弱。舌红，苔腻。

上方生地改为 30g。

【师傅批改】脉沉濡滑数减。舌偏红暗。

证属：脾虚湿气下注。

法宜：健脾化湿疏风。

方药：

生黄芪 12g	党参 12g	茯苓 15g	苍术 12g
白术 12g	炙甘草 8g	土茯苓 18g	防风 8g
羌活 18g	独活 18g	薏苡仁 30g	苦参 12g
白芍 12g	地肤子 15g		

14 剂，水煎服。

【学员诊治】2013 年 8 月 30 日六诊：脉舌同上，证同上。

上方加桃仁 10g、红花 10g、土元 8g、丹皮 10g。

【师傅批改】加升麻 18g、葛根 15g、紫草 30g、荆芥 6g。

14 剂，水煎服。

李士懋　　**按**：一诊，脉滑数属血分蕴热，热势较盛，故用清瘟败毒饮清热凉血，宗此治疗 3 个月，皮损面积减小，白发减少。脉转沉滑濡数减，此血分热已去，脾虚之象现，湿气下注，故改健脾化湿疏风之剂。由此可见动态的辨证治疗是中医的特色，靠分几个证型把治疗固化的方法是治不好疾病的。"思辨"是中医的灵魂，掌握了"思辨"也就掌握了打开中医宝库大门的钥匙。

例十八：痰阻中焦（胃脘烧灼）

【学员诊治】李某，男，52 岁，本市人。2014 年 5 月 2 日初诊：

胃部烧灼感 1 个月，胸口憋闷 1 年。头晕，口苦口干，有口气，腰酸，便可，腹胀。

脉弦滑缓减。舌唇紫暗。

证属：脾虚痰阻。

法宜：健脾祛痰。

方宗：六君子汤。

党参 12g	白术 12g	茯苓 30g	炙甘草 6g
陈皮 6g	清半夏 15g	黄连 4g	吴茱萸 6g
桃仁 12g	红花 12g		

【师傅批改】脉弦滑缓。

方药：

陈皮 12g	清半夏 12g	茯苓 30g	枳实 10g
竹茹 12g	炙甘草 8g	瓜蒌 15g	薤白 15g
桂枝 12g	石菖蒲 12g		

7 剂，水煎服。

【学员诊治】2014 年 5 月 7 日二诊：胃部烧灼感已除，胸口憋闷减，仍阵发头晕（晚 7 ~ 8 点），口干口苦，有口气。腰酸、腹胀减半。

脉缓滑，左关旺。舌唇暗尖红，苔腻。

上方改：清半夏 30g，红景天 15g，天麻 15g。

7 剂，水煎服。

【学员诊治】2014 年 5 月 23 日三诊：胸闷、口干口苦、口气、腹胀已除；头晕、腰酸减，眼干涩，咽干。

脉缓滑。舌唇暗。

上方加：防风 7g，桃仁 12g，红花 12g，蒲黄 12g（包煎），五灵脂 12g。

7 剂，水煎服。

【师傅批改】脉缓滑，寸弱。

方药：

黄芪 12g	茯苓 15g	防风 8g	党参 12g
升麻 7g	蒲黄 12g	白术 9g	柴胡 9g
羌活 8g	五灵脂 12g	天麻 15g	葛根 15g
清半夏 10g			

14 剂，水煎服。

李士懋

按：虚实转换关键在脉。一诊二诊以温胆汤合枳实薤白桂枝汤化痰，宣痹通阳，服药后胸闷、胃脘烧灼感均已除，头晕减轻。再次来诊是守方还是变方？痰浊祛后，正气虚象已现，脉缓滑寸弱，示清阳不升，故改用健脾升清阳之法。疾病治疗后向何方发展？关键在于脉的把握，脉变证亦变，法随之而变，脉未变即使未效，方也不变。虚实转化的关键在脉，脉沉取有力为实，沉取无力为虚。

例十九：肾阴虚，心火旺（荨麻疹）

【学员诊治】李某，女，46岁，邢台人。2014年5月11日初诊：全身起风疹7个月，痒，手抓起大块丘疹，与环境、饮食无关，诊断为荨麻疹，现服西药（盐酸西替利嗪）抗过敏治疗，二便可，口干喜饮，寐差，腰易痛（腰椎间盘突出），平素腰怕冷，眼干，眼花。

脉弦滑，尺减。舌紫暗。

证属：阳虚水泛。

法宜：温阳行水。

方宗：真武汤。

炮附子12g（先煎）	桂枝10g	茯苓皮15g
白术12g	白芍10g	当归15g

5剂，水煎服。

【师傅批改】脉弦细，寸旺。

证属：阴虚心火旺。

法宜：泻南补北。

方宗：黄连阿胶汤。

> 黄连 10g　　阿胶 12g（烊化）　　白芍 12g　　黄芩 12g
>
> 干地黄 15g　丹皮 10g　　　　　　紫草 30g

7 剂，水煎服。

【学员诊治】 2014 年 6 月 21 日二诊：服上方 21 剂，停药 1 周，现口干，视物模糊，嗜睡，荨麻疹 3 天发作一次，肘窝、腘窝处易发，腰痛好转。

脉弦细尺减，左弦缓减。舌淡暗。

上方加柴胡 7g、黄芪 12g、防风 7g、白术 10g、党参 12g。

7 剂，水煎服。

【师傅批改】 脉寸已平。

方药：

> 柴胡 7g　　　黄芪 12g　　　防风 7g　　　白术 10g
>
> 党参 12g　　　茯苓 15g　　　升麻 6g　　　当归 12g
>
> 川芎 8g　　　桂枝 10g　　　荆芥 6g　　　地肤子 15g
>
> 生蒲黄 12g（包煎）

7 剂，水煎服。

【学员诊治】 2014 年 6 月 27 日三诊：服上方后风疹、腰痛、睡眠均好转。现偶起风疹，乏力，月经调，口干减。血常规显示：血红蛋白 93g/L。

脉芤无力。舌暗紫，齿痕。

> 证属：精亏血少兼瘀。
>
> 法宜：益精养血活血。
>
> 于6月21日方加熟地30g、赤芍15g、白芍15g、桃仁12g、红花12g。
>
> 14剂，水煎服。

【师傅批改】可。

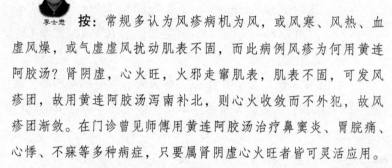

按： 常规多认为风疹病机为风，或风寒、风热、血虚风燥，或气虚虚风扰动肌表不固，而此病例风疹为何用黄连阿胶汤？肾阴虚，心火旺，火邪走窜肌表，肌表不固，可发风疹团，故用黄连阿胶汤泻南补北，则心火收敛而不外犯，故风疹团渐敛。在门诊曾见师傅用黄连阿胶汤治疗鼻窦炎、胃脘痛、心悸、不寐等多种病症，只要属肾阴虚心火旺者皆可灵活应用。

二诊何以改益气养血？盖服药21剂后，火已平，故脉象转为寸脉平，现弦细减之象，是热去后气血两虚，遂改益气养血之法，风疹继续好转。

师傅的医案处处体现动态辨证的思想，没有固定的套路可循，方无定方，法无定法，其灵活性可见一斑。

例二十：肿瘤案

【师傅诊治】张某，男，66岁，泊头人。2012年1月13日初诊：2个半月前因大小为7.9cm×6.8cm的纵隔肿瘤于天津肿瘤医院放疗30次，化疗1次，经放疗、化疗后肿瘤大小为

5.5cm×6.4cm。偶咳，乏力，胸骨后噎阻感，左胸痛。

2012 年 1 月 11 日 CT 示：①纵隔肿瘤治疗后改变；②两肺间质纹理增多；③右肺中叶片状高密度影；④纵隔内肿大淋巴结；⑤两侧胸膜、纵隔胸膜及膈肌胸膜广泛性增厚伴结节状钙化；⑥肝右叶低密度影。建议 CT 增强检查。

脉：左阳弱尺弦，右阳弦尺弱。舌淡红，苔少，齿痕。

证属：阳虚寒饮上干。

法宜：温阳化饮。

方宗：真武汤。

炮附子 12g（先煎）　　干姜 7g　　白术 12g　　茯苓 15g

炙甘草 8g　　　　　　白芍 12g　桂枝 12g　　红参 12g

7 剂，水煎服。

2 月 10 日二诊：上方服 28 剂，体力改善，噎阻感已除，左胸已 20 日未痛，7 天前又隐痛，阵发，持续数分钟至 10 分钟，不痛时发麻，如用手揪之感，近两日咽中有痰，渐发心下难受 2 日，仍胸闷如前，如有物压迫，春节后寐差，便数日一行，不难解，视物不清十余年，加重 1 年，多眵。

脉左阳弱尺弦，右沉弦细无力。舌淡，齿痕。

上方加细辛 7g、清半夏 10g、麻黄 6g。

14 剂，水煎服。

2 月 25 日三诊：左胸痛减，胸闷减，现痰多，平卧时心下至咽部如有气上顶之感，坐起时减轻，嗝后减，目眵多。

脉阳弱尺弦。舌淡，边齿痕。

上方加桂枝 18g。

14 剂，水煎服。

3 月 12 日四诊：胸闷减轻，咽部不适，吐白痰，周身无力，

平脉辨证传承实录百例（二）

纳少，大便五六日 1 次，腰痛。

脉弦略数无力。舌淡红，苔薄白。

上方加巴戟天 12g、肉苁蓉 18g。

14 剂，水煎服。

3 月 26 日五诊：胸痛较著，气上顶之感已不明显，晨起痰多咳嗽，视力模糊，腰痛，大便数日一行，多梦，鼻干。2 周前 CT 示：肿物 4.2 cm ×4.2cm。

脉弦滑。舌淡，齿痕。

证属：痰阻。

方宗：黄连温胆汤。

黄连 10g	皂角子 8g	元胡 12g	生半夏 12g
莪术 12g	胆星 12g	枳实 9g	石菖蒲 9g
竹茹 10g	郁金 9g	瓜蒌 18g	黄药子 12g

14 剂，水煎服。

另：麝香 2g，分 28 次服。

4 月 9 日六诊：胸痛减，又有气上顶之感，眼涩，近日咽不适，舌尖痛，鼻干，多梦，晨起痰多，手抖已 8 年，胃胀，食后甚，小便不利，大便五六天 1 次，便出头汗。

脉弦数减，舌淡，苔少，齿痕。

法宜：健脾化痰。

方药：

党参 15g	白术 10g	茯苓 15g	炙甘草 7g
生黄芪 15g	陈皮 8g	竹茹 10g	清半夏 10g
瓜蒌 18g	桂枝 15g	白芥子 9g	

14 剂，水煎服。

另：麝香 2g，继服如上法；梅花点舌丹每次 4 粒，1 日

2 次。

4 月 23 日七诊：咳嗽、咳痰、胃胀已减轻，便畅，1 日 2 次，胸已不痛，略闷，眼仍涩，不欲睁，鼻干，近日小便无力，左胁胀，纳后明显，轻度气上顶之感。

脉弦数无力，关旺。

上方生黄芪改为 20g。加柴胡 6g、郁金 9g。

14 剂，水煎服。

另：梅花点舌丹 2 盒，每次 4 粒，1 日 2 次。

5 月 7 日八诊：腹泻 5 日，水样，1 日 2~3 次。进食后胃胀明显，近日易汗。可进普食，纵隔肿瘤处隐痛，痰较多，无吐血，乏力，气短。CT 示：肿瘤大小约 2.4 cm×2.4cm。

脉弦减，舌淡苔少。

方药：

乌梅 9g	川椒 5g	黄连 9g	炮附子 12g（先煎）
细辛 6g	生黄芪 15g	干姜 6g	当归 12g
白术 10g	桂枝 9g	红参 12g	元胡 12g

14 剂，水煎服。

另：麝香 2g，服如前法；梅花点舌丹 3 盒，每次 4 粒，1 日 2 次。

5 月 21 日九诊：胃胀减，仍气短，咽痛，流泪，呵欠，怕冷，易汗，腰痛，久站明显，小便无力，纳少，便可。

上方加茯苓 15g、肉苁蓉 12g、巴戟天 12g、砂仁 12g。

14 剂，水煎服。

6 月 4 日十诊：胸部无症状，余同前，胃胀略减，仍冷，气短，咽痛，咳嗽易汗。

脉沉数，阳减，尺稍弦。

上方 14 剂，水煎服。

麝香 2g，梅花点舌丹 3 盒，继服如前。

6 月 18 日十一诊：胸部无症状，食少，乏力，怕冷，头昏沉。

脉右已转弦滑数，左尚减，示阳已起复。

上方加鸡内金 15g。

14 剂，水煎服。

7 月 2 日十二诊：CT 显示肿瘤 3cm×3cm。昨天体温 38℃ ~ 39℃，经输液体温下降，手未抖，易手抽筋。

脉弦拘数减，沉取阳弱尺弦。舌淡。

上方 14 剂，水煎服。

7 月 16 日十三诊：睡醒后出汗，仍无力，胸闷，轻度咳嗽，白痰，偶腰痛，易嗝，寐易醒。

脉沉弦滑数。

上方加瓜蒌 18g、清半夏 10g、大贝 12g。

14 剂，水煎服。

7 月 30 日十四诊：阴囊潮湿如水洗半个月。

脉沉弦滑数，左减。

方药：

乌梅 9g	川椒 5g	黄连 9g
茯苓 15g	鸡内金 15g	细辛 6g
生黄芪 15g	炮附子 12g（先煎）	肉苁蓉 12g
瓜蒌 18g	干姜 6g	当归 12g
白术 10g	巴戟天 12g	清半夏 12g
桂枝 9g	红参 12g	元胡 10g
砂仁 4g	薏苡仁 30g	生鳖甲 30g（先煎）
土元 10g		

14 剂，水煎服。

8 月 13 日十五诊：近日头晕、腰痛明显，左手及头部起硬疖，疼痛，0.4cm×0.4cm 大小。

脉弦滑数减。舌淡齿痕。

依 3 月 26 日方，加蒲公英 15g。

14 剂，水煎服。

另：梅花点舌丹 3 盒，每服 4 粒，1 日 2 次。

8 月 27 日十六诊：左胸肿瘤处已不痛，但尚闷，右胁下阵痛如刀剜，背凉，冒凉风。耳鸣，目涩，咽痛。

脉弦数减。

证属：肝虚，寒热错杂。

依 7 月 30 日方，加生鳖甲 30g（先煎）、黄药子 12g、莪术 12g。

14 剂，水煎服。

另：梅花点舌丹 3 盒，每服 4 粒，1 日 2 次。

9 月 10 日十七诊：右胁痛已除，咽有痰，胸至肛门有突然下坠感，转瞬即止，头手散在皮疹，按之痛，腰背痛，时头昏。

脉沉弦滑数，左减。舌稍红，苔白。

证属：肝虚。寒热错杂，热郁气分。

上方加栀子 10g、姜黄 10g。

14 剂，水煎服。

另梅花点舌丹 3 盒，继服。

9 月 24 日十八诊：左胸不痛，时有轻度满闷下坠感，仍头昏，目眵多，小便仍无力，寐多。

脉弦滑数减，舌淡，齿痕。

依 8 月 27 日方，加白花蛇 1 盘、守宫 20g。

30 剂，水煎服。

梅花点舌丹 5 盒，继服。

10 月 29 日十九诊：10 月 3 日 CT 示：肿瘤 3.5 cm×2cm。

上方加神曲 10g、防风 6g。

28 剂，水煎服。

11 月 26 日二十诊：偶有左胸肿瘤处收缩紧胀感，左胁下时有轻微疼痛，头晕，躺下好转，脑鸣，昼轻夜重，腰痛，背凉，畏风寒，胃痛夜重，大便时稀，1～3 日 1 次。

脉濡滑数。舌可，齿痕，苔可。

证属：肝胆湿热。

方药：

茵陈 15g	黄芩 9g	郁金 10g
石菖蒲 9g	滑石 15g（包煎）	连翘 12g
守宫 10g	白蔻仁 7g	木香 12g
川木通 6g	大贝 10g	烧干蟾皮 10g

14 剂，水煎服。

另：梅花点舌丹 5 盒，继服。

12 月 17 日二十一诊：头晕，后背凉，便稀，不咳嗽，鼻干，出气热，腰痛，胃不舒，夜甚，尿余沥。

脉沉弦濡滑数。舌可。

上方加萆薢 18g、苍术 10g、薏苡仁 30g。

14 剂，水煎服。

2013 年 1 月 7 日二十二诊：胃痛已，头响，时背痛，咳嗽有痰，无力，腰酸痛，鼻干热，气短。

上方加冬瓜仁 12g。

14 剂，水煎服。

李士懋 按：（1）对上述病例的说明：此患者从 2012 年 1 月 13 日开始就诊，到 2013 年 10 月 26 日共诊治 42 次，仅记录立法方药有变动的诊治，与上次就诊病情治疗基本相同的则不予记录。

（2）此病例前后就诊 42 次，共用方 9 首，有时脉证未变则守方不变，例如 2013 年 3 月 18 日到 2013 年 7 月 5 日之间一直以黄连温胆汤合旋覆花汤加减。有时用前方效果非常好，但脉变化了要改方。那么，方变还是不变的依据是什么？《伤寒论》曰："观其脉证，知犯何逆，随证治之。"《伤寒论》通篇都是讲疾病的变化，教给我们认识疾病的规律，示人以规范。比如"伤寒发汗后，身疼痛，脉沉迟者，桂枝加芍药生姜各一两人参三两新加汤主之""发汗后不可更行桂枝汤，汗出而喘，无大热者，可与麻黄杏仁甘草石膏汤""发汗后，其人叉手自冒心，心下悸，欲得按者，桂枝甘草汤主之""发汗后，其人脐下悸者，欲作奔豚，茯苓桂枝甘草大枣汤主之""发汗后，腹胀满者，厚朴生姜半夏甘草人参汤主之"。上述五条分别论述了发汗后、损伤营气、邪热入里、肺热壅盛、汗出伤阳、心阳虚、水气上凌以及脾虚气滞的治疗。师傅正是依据《伤寒论》的理论，在治疗肿瘤上采取平脉动态辨证论治的原则。中医认为事物是不断运动变化的，疾病同样是不断运动变化的，所以治疗亦应随之而变。无论变与不变都要谨守病机，而把握病机的关键在于脉。脉变则证变，治亦变；脉不变则证不变，治亦不变。一诊阳虚水泛，用温阳化水的真武汤加减，用药 70 多天以后，症状减轻，肿瘤缩小，但脉弦滑数，证转变为痰热内阻，故以黄连温胆汤治之。服药 14 天，热象已除，脉弦滑减，虚象渐显，去黄连，加入补气之党参、黄芪。服药 1 个月，肿瘤已缩小至 2.4cm×2.4cm。脉弦减，虚象著，痰已无，故以乌梅丸以补虚，随着用药时间加长，阳气渐复，痰、热渐起，随证加入瓜蒌、半夏、浙贝母、栀子、姜黄。至 2012 年 11 月 26 日，脉濡滑数，湿热内蕴，以甘露消毒丹治之。此后近 1 年，一直据脉辨证，加减变化。2013 年 10 月 4 日检查显示：纵隔肿物大小 2cm×2cm，已多点钙化。肿瘤得到控制，患者生活质量良好。未用任何抗癌、消瘤药物，也没有走补虚与消散并用的路子。肿瘤缩小，说明平脉辨证的法则是正确的、可行的。目前对肿瘤的治疗，虽然没有大规模的样本，但临床师傅治疗肿瘤皆平脉动态辨证论治，可减轻患者痛苦，延长生存时间，这样的肿瘤治疗观值得我们思考探索和研究。

例二十一：肝火扰心（高血压）

【学员诊治】刘某，女，71 岁，石家庄市人。2014 年 2 月 17 日初诊：高血压病病史 10 年，血压压差大，无不适。现口服心脑康胶囊、参松养心胶囊、苯磺酸左旋氨氯地平片。即刻血压：155/75mmHg。辅助检查：血脂偏高。

脉弦滑数。舌红，有瘀斑。

证属：痰热夹瘀。

法宜：清化痰热，活血。

方宗：黄连温胆汤。

黄连 12g　　清半夏 10g　　瓜蒌 18g　　胆南星 12g

竹茹 10g　　石菖蒲 10g　　桃仁 10g　　红花 10g

丹参 18 克　　地龙 12 克

嘱停其他药物，只服中药。

【师傅批改】脉沉弦数，寸旺。

证属：肝火扰心。

方药：

栀子 10g　　龙胆草 6g　　生地黄 15g　　淡豆豉 12g

黄芩 9g

7 剂，水煎服。

【师傅诊治】3 月 10 日二诊：无不适。

脉滑数。

上方加清半夏 12g、胆南星 10g、天麻 15g。

【学员诊治】5 月 2 日三诊：无不适。即刻血压：140/80mmHg。

脉滑数。

上方加丹参 18g。

【师傅批改】脉阳弦劲数，阴沉细数。

证属：阴虚阳亢。

法宜：滋阴平肝潜阳。

方宗：三甲复脉汤。

生龙骨 30g（先煎）　　生牡蛎 30g（先煎）

生龟甲 30g（先煎）　　生地黄 15g

山茱萸 15g　　白芍 15g　　五味子 6g　　怀牛膝 9g

沙参 15g　　炙甘草 10g

14 剂，水煎服。

回访得知血压一直维持在 140/80mmHg 左右。

按： 此例高血压患者，无明显不适症状，中医治疗平脉辨证。学生诊得脉弦滑数，用温胆汤，师傅诊脉弦数，寸旺。寸旺为上焦有热，热从何来？脉弦数，弦主肝，弦数主肝经有火，故此脉断为肝火扰心，用栀子豉汤清心泻火，加入龙胆草、黄芩清肝火；生地黄养阴清热，以顾肝体阴用阳之性，防栀子、黄芩、龙胆草过于苦寒。此例高血压无不适症状，唯从脉辨证。虽无不适症状，平脉辨证，几易其方。

一诊脉弦数，治以清泻心肝火热之法。

二诊热稍清，脉转滑数，应是肝热夹痰之象，故加入半夏、胆南星、天麻。

三诊，脉转阳劲数，阴细数，为阴虚阳亢之象。宗三甲复脉汤滋阴潜阳，平肝息风。三次诊治，虽无不适症状，但脉已变化，则证变、方变，充分显示了动态辨证的原则。中医就应培养此种思辨能力。

例二十二：阴虚阳动（鼻渊）

【学员诊治】张某，男，23 岁，中医学院学生。2014 年 4 月 28 日初诊：鼻塞流黄涕五六年。现鼻塞流涕，头胀，头晕，纳差，大便溏，烦热，夜寐不安，入睡困难，脘痞，嗳气。

脉弦细躁数。舌淡红。

证属：火郁。

法宜：清透郁热。

方宗：升降散。

僵蚕9g　　　蝉蜕9g　　　姜黄9g　　　大黄5g

黄芩10g　　防风8g

【师傅批改】脉弦细数慌。

证属：阴虚阳动。

法宜：滋阴潜阳。

方宗：三甲复脉汤。

生龙骨30g（先煎）　　　生牡蛎30g（先煎）

熟地黄15g　　　　　　生地黄15g

白芍15g　　　　　　　生龟甲30g（先煎）

山茱萸18g　　　　　　炙甘草8g

五味子6g　　　　　　生鳖甲30克（先煎）

7剂，水煎服。

【学员诊治】5月5日二诊：头胀、头晕减轻，烦热基本消失，入睡较快，鼻涕减少，仍食欲差，大便稀，脘痞，心情不畅。

脉弦细数。

上方加炒山药15g、麦芽9g。

【师傅批改】脉阳弱，尺弦细数。

学员方加黄芪12g、党参12g。

7剂，水煎服。

平脉辨证传承实录百例（二）

【学员诊治】5 月 16 日三诊：心情不畅，乏力，多梦。脉弦细数。予疏肝解郁之剂。

【师傅批改】脉弦数欠稳，按之阳弱尺弦细数。

证属：气虚肾亏。

法宜：益气补肾。

方宗：补中益气汤合理阴煎。

党参 15g	当归 15g	熟地 40g	黄芪 15g
升麻 6g	山茱萸 18g	茯苓 15g	柴胡 6g
肉桂 5g	白术 10g	炙甘草 7g	干姜 6g

7 剂，水煎服。

李士懋 按：学生诊此患者脉弦细躁数，断为实证，诊为火郁。师傅诊为弦细数慌。古代文献中未记载"慌"脉，脉象要"明其理，而不拘于迹"。"慌"在此是描述脉的慌张，不稳定，不踏实，根基不实而又有向外、向上鼓动之感的一种脉象，是虚阳外越的脉象表现，如与按之无力之脉相兼则为阳虚，龙雷之火升腾；如与细数脉相兼则为阴虚阳动。此案脉弦细数为阴虚有热，兼有慌象，故断为阴虚阳动，阴不制阳。以脉解症，阴虚阳动，虚阳上扰，故头晕、头胀、心烦，寐差；虚阳上灼则鼻流涕；阳亢化风克土则脘痞、纳差。

二诊，诸症均减轻，诊脉为阳弱，尺弦细数，阳亢已潜，现气虚清阳不升之象，故加入黄芪、党参补气升清。三诊虽无明显症状，而脉弦数欠稳，按之阳弱尺弦细，为气虚清阳不升，兼肾阴亏虚，治以补中益气汤合理阴煎。三诊充分体现了根据脉象的动态变化确定病机治法的平脉辨证思想。掌握脉象的动态变化，才可以灵活地看待各种脉象，守绳墨而废绳墨，驾驭整个疾病进程及脉象的各种变化。

例二十三：肝胆湿热（肛门湿痒）

【学员诊治】申某，男，60岁，邢台市人。2014年4月8日初诊：肛门湿疹瘙痒，难以入眠14日。现服镇静剂亦不能入睡。心慌，胸闷，全身颤动，大便溏，每日1～2次，纳食减少。

脉右沉弦濡缓减，左弦减。舌绛红，苔厚腻。

证属：肝郁脾虚夹湿。

法宜：疏肝解郁化湿。

方宗：升阳益胃汤。

党参15g	白术10g	黄芪15g	黄连9g
清半夏12g	陈皮10g	茯苓15g	泽泻12g
防风10g	羌活10g	独活10g	柴胡12g
白芍10g	枳实10g	炙甘草6g	炒酸枣仁30g
百合10g			

【师傅批改】脉弦濡数。

证属：肝胆湿热。

法宜：清利肝胆湿热。

方宗：龙胆泻肝汤。

龙胆草6g	黄芩10g	生地黄10g	车前子15g（包煎）
当归6g	甘草10g	栀子15g	泽泻12g

66

川木通 6g　柴胡 10g　蛇床子 15g

7 剂，水煎服。

【学员诊治】4 月 18 日二诊：瘙痒减轻，睡眠改善，胸闷、心慌均好转，查肛门有蛲虫。

脉弦数。舌红绛。

上方加使君子 15g、苦楝皮 10g。

7 剂，水煎服。

【师傅批改】再加雄黄 5g，研细粉，棉球蘸药面纳肛门。

【学员诊治】4 月 28 日三诊：肛门仍瘙痒，睡眠差，仍心慌，胸闷。

脉弦细数。舌暗红，苔白厚。

证属：湿热内蕴，血瘀。

法宜：清湿热，活血。

方宗：甘露消毒饮合血府逐瘀汤。

白蔻仁 10g	藿香 10g	茵陈 15g	川木通 6g
茯苓 15g	浙贝母 10g	柴胡 8g	白芍 12g
枳实 10g	桔梗 6g	桃仁 10g	红花 10g
当归 10g	川芎 8g	生地黄 15g	

【师傅批改】脉弦细数。舌淡，苔白腻。

证属：肝阴虚。

法宜：滋阴养肝。

方宗：一贯煎。

川楝子 15g	北沙参 30g	枸杞子 12g	白芍 15g
麦冬 15g	生地黄 15g	炙甘草 9g	

7 剂，水煎服。

【学员诊治】5 月 23 日四诊：肛门瘙痒愈，心慌胸闷已不著，寐稍差。

脉弦细数。舌边暗，苔黄腻。

上方加丹参 15g、黄芪 15g、败酱草 30g、槟榔 15g、使君子 15g、木香 6g。

【师傅批改】脉阳减尺弦。

证属：气虚，下焦阴寒上乘。

法宜：益气温阳。

方药：

党参 12g	黄芪 12g	茯苓 15g	白术 10g
桂枝 10g	炙甘草 9g	干姜 7g	肉桂 6g
炮附子 12g（先煎）			

14 剂，水煎服。

按：师傅非常重视脉诊。初学者对脉把握不好时，往往容易陷入误区。例如此病例一诊时师傅诊为濡数脉，而学生诊为濡缓减，为什么会出现这样的误差呢？主要是因为学生对脉诊的理解还停留在什么脉主什么病，如"浮为表，数主热，迟主寒，滑主痰"这样一个水平上。认识脉，要"明其理而不拘于迹""医者意也，医者易也"。学生诊为濡缓脉是因为脉体软而至数偏慢，而师傅体会到的是脉中气血运行的滑疾之象，而滑疾代表了气血的涌动，为热鼓荡气血之象，至数虽慢，但

平脉辨证传承实录百例（二）

李士懋

仍诊为濡滑数脉。师傅定脉缓还是数，不是以至数而定，是依脉象。病机为肝胆湿热。因此我们要跟师学习这种对医理的理解，不能呆板地学，只要认识到了脉象是气血的变化，就不会被众多的脉象自缚手足，从而做到"守绳墨而废绳墨"。

从这则病例的治疗，可以看到辨证的动态观。一诊辨证为肝胆湿热，此肝胆湿热不是一成不变的，湿热可伤阴，可热盛，可阻滞中焦，可留恋三焦，可转化为寒湿，种种变化，到底会转到何方？要平脉辨证。二诊师傅诊脉细数，为湿热伤阴，正所谓"邪水多一分，正水少一分"。故予一贯煎滋阴养肝。用药后，机体会出现不同的反应，可阴血足疾病向愈，可阴虚热盛，可耗气等。但脉阳弱尺弦，故诊为阳气虚阴寒上乘，予益气温阳之品。通过这样动态辨证治疗，机体阴阳趋向平衡，疾病向愈。正如《伤寒论》所讲，"观其脉证，知犯何逆，随证治之"。《伤寒论》就是这样一部辨证论治的典范，值得我们深入研究。

例二十四：阴虚阳亢（头颈胀痛）

【学员诊治】李某，女，66岁，石家庄市人。2014年5月9日初诊：右侧头颈部胀痛4个月，心烦易怒，高血压病病史10年，脑梗死病史，口服硝苯地平缓释片、阿司匹林肠溶片，即刻血压：150/100mmHg，颈部X片示：C3～C7椎间盘突出，颈椎骨质增生。

脉弦数减。

证属：少阳枢机不利。

法宜：和解少阳，疏通经络。

方宗：小柴胡汤。

柴胡 15g	黄芩 10g	清半夏 10g	炙甘草 3g
党参 15g	生姜 3 片	大枣 3 枚	葛根 30g
威灵仙 15g	红参 15g	天麻 15g	郁金 10g
茯神 15g			

【师傅批改】 脉弦劲数。

证属：肝阴不足，阳亢化风。

法宜：补肝肾，平肝息风。

方宗：三甲复脉汤。

生龙骨 30g（先煎）	代赭石 15g（先煎）
麦冬 15g	全蝎 10g
生牡蛎 30g（先煎）	旋覆花 15g（包煎）
生地黄 18g	地龙 15g
生鳖甲 30g（先煎）	炙桑白皮 15g
白芍 15g	五味子 6g
蜈蚣 10 条	

7 剂，水煎服。

【学员诊治】 5 月 16 日二诊：头颈部疼痛均减轻，仍心烦，即刻血压：145/90mmHg。

脉弦无力。舌淡红。

上方加郁金 10g、合欢花 30g。

【师傅批改】 脉弦滑数，已不劲。

证属：肝经痰热化风。

法宜：清热化痰息风。

方宗：黄连温胆汤。

龙胆草 6g　　清半夏 10g　　石菖蒲 9g　　水蛭 10g

黄芩 10g　　　胆南星 10g　　葛根 15g　　地龙 15g

栀子 10g　　　枳实 9g　　　　土鳖虫 12g　全蝎 10g

蜈蚣 10 条　　夏枯草 15g

7 剂，水煎服。

按：学生没有注意到脉的劲象，而给以小柴胡汤和解少阳。脉弦而劲，阴虚阳亢化风之象，阴不制阳，阴虚阳亢，脉体失柔而脉劲。内风形成，风阳扰动，而头部胀痛，风阳扰心而心烦易怒，宗三甲复脉汤滋阴潜阳，平肝息风。

二诊，学生陷于惯性思维，见症减轻即原方加味继服。守方是在脉未变，证未变的基础之上；脉变，证变，方亦要变，这就是"思辨"，这就是"中医思维"。脉弦滑数，已不劲，阴亏风动之象已减，痰热之象显现，主以黄连温胆汤清热化痰息风。判断疾病进退，皆以脉的变化为诊断标准，脉的动态变化反映了疾病之动态变化，治疗随之变化，此为中医的灵魂。

例二十五：寒湿（泄泻）

【学员诊治】骆某，男，35 岁。2014 年 7 月 5 日初诊：大便不成形，每日 3 次，嗳气，纳可，寐安。大便不成形间断发作已 3 年，严重时便中有血。素有浅表性胃炎、慢性结肠炎病史。

脉沉弦滑。舌红齿痕，中裂纹，苔黄腻。

诊断：泄泻。

证属：湿滞胃肠。

法宜：化湿和胃止泻。

方宗：藿香正气散。

藿香 10g	法半夏 12g	苏梗 15g	茯苓 30g
陈皮 10g	黄连 12g	厚朴 9g	苍术 15g
白豆蔻 10g	川木通 6g	防风 8g	滑石 20g

【师傅批改】学员方加羌活 8g、葛根 15g。

7 剂，水煎服。

【学员诊治】2014 年 7 月 12 日二诊：初服药后便溏加重，第 2 日症状即减轻，现软便，1 日 1 次，纳后嗳气，便前腹部不适。

脉弦滑减。舌暗红，齿痕中裂，苔黄白相间。

证属：脾虚湿盛，肝气郁结。

法宜：健脾祛湿，疏肝解郁。

方宗：参苓白术散合痛泻要方。

党参 12g	茯苓 15g	炒白术 15g	炒扁豆 12g
炙甘草 8g	炒薏苡仁 30g	陈皮 10g	炒白芍 12g
防风 8g	山药 20g	赤石脂 10g

7 剂，水煎服。

【师傅批改】同意学员诊治。

【学员诊治】7月19日三诊：大便时而黏滞，时而不成形，一两日1次，仍嗳气，便前腹部不适减轻。

脉弦濡滑稍数。舌可，齿痕。

依7月5日方，加茵陈18g。

7剂，水煎服。

【师傅批改】同意学员诊治。

按： 泄泻有虚实之分，实证多为伤食、感受湿邪，虚证多因脾虚、肾虚。临床一般常见证型有寒湿泄泻、湿热泄泻、伤食泄泻、脾虚泄泻、肾虚泄泻五种。脉诊在疾病的诊断中所占权重为50%~90%，起着决定性的作用。伤食之脉应滑，感受湿邪之脉亦有滑者，或为濡脉，脾虚脉当无力或减，肾虚者尺脉当弱。《医宗必读》言"无湿不成泻"，无论哪种证型，若无湿邪泄泻即不会发生，因此濡、滑脉当为必见之脉象。寒者可弦可紧，热者可数可涌，虚者无力或减，实者有力。师傅虽然强调脉诊的重要性，但并不否定其他三诊的意义，因此在以脉为主的前提下，坚持四诊合参才是完整的师傅的学术理论体系。

此患者泄泻而见脉弦滑，未言无力或减即为有力之实脉，弦则为寒，滑则为湿，故断定为寒湿之邪侵犯中焦。病程日久，舌苔黄腻又有化热之象，故于藿香正气散方中加入黄连、滑石，既可清热祛湿，又有止泻之功；防风取风能胜湿之意；加羌活、葛根用以升清。《内经》云"清气在下则生飧泻"，清气上升则泻止。

二诊时脉现减象，外湿已减，脾虚之象显现，故更方为参苓白术散以健脾祛湿。弦脉亦主肝，且有便前腹不适，此为肝郁克脾的表现，故合痛泻要方。

三诊时脉转为弦濡滑稍数，又有化热之象，且已无虚象，故于 7 月 19 日方中加茵陈以加强清热化湿之力。

由此医案可看出，"效不更方"不是验之四海而皆准的真理，要根据临床实际判断。治疗未效而脉未变者不更方，虽获效而脉已变者当根据脉象，结合其三诊而更方治之。

第二章　平脉辨证定虚实

师傅提出"脉沉取有力无力，此即脉诊之关键，不论脉分27 种还是 34 种，皆当以虚实为纲"。

"脉的虚实，当以沉取有力无力为辨。沉取有力无力，才真正反映脉的虚实"。《内经》及后世医家对此都有论述。《素问·至真要大论》曰："帝曰，脉从而病反者，其诊为何？岐伯曰，脉至而从，按之不鼓，诸阳皆然。帝曰，诸阳之反，其脉为何？曰，脉至而从，按之鼓甚而盛也。"张仲景提出脉诊纲要，曰："脉当取太过与不及。"太过者实，不及者虚，此即以虚实为纲。张景岳独具慧眼，提出以虚实为纲，曰："千病万病不外虚实，治病之法无逾功补，欲察虚实，无逾脉息。"又曰："虚实之要，莫逃乎脉。"《脉学辑要》指出："以脉来有力为阳证，脉来无力为阴证。"《医家四要》云："浮沉迟数各有虚实。无力为虚，有力为实。"

种种论述为脉诊以虚实为纲提供了理论依据。临床辨别脉的有力无力显得至关重要。有力无力辨错，则虚实迥异，差之毫厘，谬以千里。然说起来容易，真正辨别则非一日之功，我们许多学员在师傅指导下，学习两三年才逐渐熟悉掌握，做到指下明了。

下面的病例，从不同角度分析学员容易出现的错误，学习师傅如何平脉辨证定虚实。

例二十六：阳虚寒凝（胸闷）

【学员诊治】刘某，男，38 岁，石家庄市人。2014 年 6 月 27 日诊：咽中憋闷，天突处憋胀感，头昏，胸口处空虚感，汗出较多，活动后胸闷，心悸。手足出汗尤多，血压 128/70mmHg，大椎处易起直径 2cm 左右的硬结。

脉沉濡滑数。舌暗。

证属：郁热夹湿。

法宜：透热兼以化湿。

姜黄 10g	僵蚕 12g	蝉蜕 8g	大黄 6g
连翘 15g	茵陈 15g	白豆蔻 10g	藿香 10g
滑石 10g	川木通 7g	黄芩 8g	

【师傅批改】脉沉濡缓无力。

证属：阳虚寒凝。

法宜：温阳散寒。

方宗：桂甘姜枣麻辛附汤。

桂枝 12g		麻黄 8g	葛根 18g	炙甘草 8g
炮附子 18g（先煎）	细辛 8g	干姜 7g	红参 12g

7 剂，水煎服。

【师傅诊治】7 月 4 日二诊：头昏、胸闷、心悸均减轻，汗出减少，后背仍有结节。

上方加茯苓 15g、白术 10g、生半夏 10g。

7 剂，水煎服。

按： 师傅反复强调诊脉要"明其理而不拘于迹"。此病例师傅诊脉沉濡缓无力，此脉不一定至数慢，而是气血流动无力，至数可以快，即越虚越数，越数越虚。缓而无力是阳气不足，无力鼓荡气血，学生仅根据至数定为沉濡滑数脉是不对的。

例二十七：气虚水亏（发热）

【学员诊治】李某，男，18岁。2014年1月17日初诊：发热2日，即刻体温39.1℃，恶寒，身痛，头痛，咳嗽，心悸，无汗，无恶心呕吐。心电图：频发室早。

脉弦数而促，按之无力。舌淡红，苔薄白。

证属：气虚发热。

方宗：人参败毒散。

党参15g	茯苓12g	炙甘草6g	川芎7g
羌活9g	独活7g	柴胡7g	前胡10g
桔梗10g	枳壳8g	桂枝10g	白芍10g
生姜7片	大枣6枚		

3剂，水煎服。

【师傅批改】脉弦细数急，乍疏乍急，沉取阳减尺弦。

证属：气虚水亏。

方宗：补中益气汤合生脉散、理阴煎。

| 生黄芪12g | 党参12g | 茯苓15g | 白术10g |

柴胡 9g	升麻 6g	麦冬 12g	五味子 6g
熟地 40g	当归 12g	炮姜 6g	肉桂 5g

5 剂，水煎服，1 日 3 次。

1 月 20 日随访：当天 1 小时连服 2 煎，体温由 39.8℃降至 38.6℃，第 2 天热退，早搏已除。

按：恶寒发热无汗，头身痛，俨然一派伤寒表实证。然学员诊得脉弦数而促，按之无力。诊为虚人外感予以人参败毒散，辨证治疗无疑是正确的。

但师傅诊得其脉当弦细数疾，乍疏乍数，沉取阳减尺弦。脉以沉候为准，沉取阳减当气虚于上，尺弦细数，乃肾阴亦亏，取补中益气汤合生脉饮、理阴煎而愈。

阳脉弦细数急，但按之减，此上焦气虚兼阴分不足，故以补中益气汤合生脉饮主之。以理阴煎治疗外感发热源于张景岳，景岳云："凡真阴不足，或素多劳倦之辈，因而忽感寒邪不能解散，或发热，或头身疼痛，或面赤舌焦，或虽渴而不喜冷饮，或背心肢体畏寒，但脉见无力者，悉是假热之证。若用寒凉攻之必死，宜速用此汤照后加减以温补阴分，托散表邪，连进数服，使阴气渐充，则汗从阴达，而寒邪不攻自散，此最切于时用者也，神效不可尽述。"

若阴虚而有虚热者，脉细数或浮动，当滋阴潜阳，清虚热。此云"真阴不足"，乃元阴衰者，当滋阴之时，佐以扶阳，取阳生阴长之意，脉当细数而减或无力。此即景岳所云："善补阴者，必于阳中求阴。"理阴煎，重用熟地以补真阴，辅以当归补血，以干姜，肉桂补先后天之阳，使源泉不竭。阴津充，阳气足，自可阳加于阴而汗出，汗从阴达，邪散而愈。

如何判断外感寒热还是真阴不足？尺脉沉细数减，或弦细且劲，或尺弦细数浮动而不任重按，皆可予理阴煎主之。

本案，弦细数疾，且乍疏乍数，按之减，正气亏，气血慌张，真阴亏耗，脉失濡而为弦，故予补中益气汤合理阴煎，扶正以祛邪。

学员以人参败毒散治疗，若虚人外感而气虚未甚者宜之，此阴阳皆虚，且脉慌急，正衰已甚，故专于扶正，阴阳双补，不可再予发散，扶正即祛邪。

例二十八：心脾两虚（心悸）

【学员诊治】乔某，女，59岁，衡水人。2014年2月21日初诊：心悸，后背痛，右胁痛，盗汗，乏力，胃胀，小腹下坠，寐差，睡至两三点即醒。

西医检查：主动脉钙化，轻度关闭不全，心肌供血不足，尿道炎。口服硝酸甘油、参松胶囊、二甲双胍。

脉弦滑数。舌淡苔滑，有齿痕。

证属：痰热蕴阻。

法宜：清热化痰。

方宗：黄连温胆汤。

黄连10g	清半夏12g	陈皮7g	茯苓18g
竹茹10g	枳实10g	胆南星12g	败酱草30g
炒枣仁30g			

【师傅批改】 脉弦滑减。

证属：心脾两虚。

方宗：归脾汤合桂枝甘草汤。

党参 12g	炙黄芪 12g	茯苓 15g	白术 10g
当归 12g	远志 9g	桂枝 12g	炒枣仁 30g
炙甘草 10g			

4月4日二诊：上方加减，共服42剂，心悸背痛盗汗麻差均除，两腿尚无力。

上方加肉苁蓉12g、巴戟天12g、干姜7g、炮附子15g（先煎），共服28剂，仅左脚二三趾麻。予上方14剂，后未再诊。

按： 俗皆以望、闻、问、切分为神、圣、工、巧，脉诊末之，师傅却以脉诊为首，平脉辨证。

何以形成师之"平脉辨证思辨体系"？乃溯本求源而最终形成。师傅自1956年考入北京中医学院以来，常因一些病人未能治好而苦恼，遂苦学经典，勤于临床。

《内经》《难经》奠定了中医理论体系，仲景创立了辨证论治的巍峨大厦。仲景将外感内伤糅合在一起，曰《伤寒杂病论》。外感内伤百病，纷纭复杂，捆在一起，无疑是一堆乱麻，欲从中提炼出辨证论治体系，难于蜀道。怎么办？"科学者，分科之学也"，首先仲景将百病按其阴阳属性分成阴阳两大类，此即《金匮要略》所云："阳病十八，阴病十八，五脏各有十八，合为九十病。"然阴阳各有盛衰进退，于是仲景进一步分类，分为三阴三阳六病。然六病之中，仍有阴阳之多寡进退，就此再次分类。如太阳病，分为伤寒、中风、温病三纲鼎立。如太阳中风中，还有合病、并病、传变、兼夹等诸多不同，故桂枝汤证，又分为桂枝去芍药汤证、桂枝加桂汤证等。

仲景逐层分类的依据是什么？是以脉定证，法由证出，方由法立，辨证的核心是明确证，而证的确立靠脉，脉是辨证论治体系的精髓、灵魂，此即平脉辨证思辨体系。

本案，恰是平脉辨证思辨体系的有力例证。学员诊为脉弦滑数，予黄连解毒汤，而师傅诊为脉弦滑减，予归脾汤合桂枝甘草汤。二者一虚一实，一寒一热，仅脉诊一字之差，致方证迥异，可见脉诊的重要性。

心悸一证，原因甚多，凡寒热虚实，五脏相干，皆可致心悸。究为何因而心悸，当须详辨。虽曰辨证须望、闻、问、切四诊合参，然四者并非各占 25%；师傅以脉为据，以脉定证，以脉解症，以脉解舌，法无定法，方无定方。

例二十九：阳虚寒凝（头痛，高血压）

【学员诊治】 患者梁某，女，62 岁，本市人。2014 年 9 月 6 日初诊。患者发作性头痛、头昏（主要集中于右侧、颠顶）十余年，加重 1 个月，高血压史十余年，现服用西药（具体不明）。平素右臂凉冷、麻木著，醒后两手麻木更甚，身怕冷，汗多，心悸、气短。

脉沉弦拘紧涩无力。舌淡，苔白腻。

证属：寒瘀阻滞经络。

法宜：温阳散寒，化瘀通络。

方宗：桂甘姜枣麻辛附汤合通络活血汤。

桂枝 10g	炙甘草 6g	干姜 7g
大枣 5 枚	麻黄 6g	炮附子 15g（先煎）
细辛 6g	吴茱萸 10g	桃仁 10g
红花 10g	当归 15g	全虫 10g
蜈蚣 10 条		

3 剂，水煎服。加辅汗三法。

【师傅批改】证属：阳虚寒凝血瘀。

上方改：麻黄 9g，吴茱萸 8g，蜈蚣 15 条。另加川芎 9g、赤芍 12g、生姜 10g。

【学员诊治】9 月 8 日二诊：服药半剂即感汗透，头痛基本已愈，两手、右手臂麻凉减轻，仍头昏，视物模糊，心悸、气短。即刻血压：118/90mmHg。

脉同上。

上方加黄芪 15g、柴胡 8g。

【师傅批改】上方加羌活 8g、白芷 8g。

7 剂，水煎服。服法改为 1 日 1 剂，不加辅汗三法。

【学员诊治】9 月 15 日三诊：药后 4～5 剂，效果显著，头痛头昏已无，头自觉清亮，后 2～3 剂，两手麻木已减轻，右手臂凉已无，心悸、气短已无，两眼仍模糊，小腹发凉，健忘。即刻血压：142/90mmHg。

脉同上。

上方黄芪改为30g。加：僵蚕10g、蝉蜕10g、仙茅12g、仙灵脾12g。

7剂，水煎服。

【师傅诊治】同意学员诊治。

【学员诊治】9月22日四诊：头痛、头昏减轻，本次药效患者自觉不如上次，余症皆可，自述多梦，汗多，小腹凉减轻，即刻血压138/80mmHg。

于9月8日方加艾叶8g、杜仲18g。

【师傅批改】予9月6日方。7剂，水煎服。不加辅汗三法。

按： 此高血压病伴头痛的患者，为何用汗法？治疗高血压病报道甚多，多从肝热、肝阳、痰热、阴虚、阳虚、阴阳两虚等立论，以汗法温阳散寒解瘀治疗实属鲜见。汗法，俗皆谓治表证，表证当汗，其实，表证非皆当汗，里证亦非皆禁汗。此案并非外感，亦无恶寒、无汗、脉浮等表证，纯属里证，何以汗之？因寒痹于里，故汗之以祛邪。高血压可因外周血管痉挛，阻力增高而引发，此与寒凝血脉收引凝泣，出现弦紧拘滞的痉脉机制是相通的。温阳散寒发汗，解除寒邪之凝泣，脉可由痉而转为舒缓，降低外周血管阻力，从而降低血压。

此案何以知寒邪客于里？据脉而断。脉沉弦拘紧，沉主里，弦主气滞，拘紧主寒。故沉弦拘紧主寒邪客于里，气机凝滞，血脉不畅。此种脉师傅称之为痉脉。见此脉，可断为寒邪凝滞，若见表证，则为寒闭肌表，若见里证者，则为寒凝于里，皆当汗之而解之。

既然为寒痹于里，汗而解之，又为何用通络活血药？《内经·举痛论》曰："经脉流行不止，环周不休，寒气入经而稽迟。"寒邪直入，导致血脉运行不畅而致血瘀，故出现涩脉，此即是从无形之寒邪转化为有形之瘀血也，故学员于桂甘姜枣麻辛附汤合活血通络之通窍活血汤，共奏温阳散寒、化瘀通络之功。

为何之前二诊效果显著，而三诊却出现反复？寒邪已去，正气渐虚，气虚，虚风萌动，故头晕反复，故重用黄芪以息风。黄芪主大风，此时的黄芪必须量大，一般在30g以上才能达到息风的目的，且加入僵蚕、蝉蜕加强息风之力，仙茅、仙灵脾温肾阳以助升发之功。

例三十：气虚（鼻衄）

【学员诊治】姜某，男，8岁，本市人。2013年5月6日初诊：

近几个月常鼻衄，五六日一次，量不多。善太息，食可，二便可，面黄。

脉弦按之无力。舌红少苔。

证属：脾虚气不摄血。

法宜：补脾益气。

方宗：归脾汤。

| 炙黄芪12g | 白术6g | 炙甘草6g | 龙眼肉9g |
| 党参10g | 当归6g | 炒枣仁10g | 茯苓10g |

【师傅批改】脉弦缓无力。

上方加炮姜5g、艾炭7g、侧柏炭7g。

平脉辨证传承实录百例（二）

7剂，水煎服。

【学员诊治】12月21日二诊：近两周鼻衄次数减少。
方同上。

【师傅批改】脉弦滑数无力。舌尖红。
上方加桑白皮9g。
7剂，水煎服。

【学员诊治】1月4日三诊：最近周末又出现鼻衄，
纳差。
脉弦缓无力略滑。舌红少苔。
上方加：焦三仙各6g、鸡内金3g。

【师傅诊治】同意学员诊治。
14剂，水煎服。

【学员诊治】1月18日四诊：期间未鼻衄，饮食较之前
增加。
脉弦滑细减。舌红少苔。
上方加炒谷芽15g、炒麦芽15g。

【师傅批改】上方加黄芩5g、炒谷芽15g、炒麦芽15g。
7剂，水煎服。服完后嘱其停药。

按："肺开窍于鼻"，故鼻部疾病多与肺脏有关，且
多辛散宣肺之法。然肺与他脏之传变，可因肺先病而传至其他
脏腑，亦可因其他脏腑先病后传至肺脏，故"五脏六腑皆令人

咳,非独肺也",鼻衄亦是如此。正如《证治准绳》所云:"衄者,积怒伤肝,积忧伤肺,烦累伤脾,失志伤肾,暴喜伤心,皆能动血,随气上溢出者。"然如何区分?关键在于脉。脉以沉取有力无力定虚实,本案脉弦缓无力,《金匮要略》曰"弦则为减,减则为寒",故定为虚证。缓而无力且无明显寒证,故此鼻衄定为气虚不摄血证。脾主统血,脾气亏虚,统摄无权,故鼻衄。且脾虚,土不生金,金气亏虚,开窍失职亦可致鼻衄,故主以归脾汤治之。师于方中加入炮姜温阳健脾以摄血,艾炭温下元,补火生土以摄血。然有疑者云:既为脾气亏虚,统摄无权而致鼻衄,方中何又入苦寒之侧柏炭、桑白皮?答曰:肺虽主宣发肃降,然其有凋零之性,主以肃降,而苦寒之品顺其金性,降肺气,可引血下行以治鼻衄,故师于方中加之,取得突兀疗效。入焦三仙、鸡内金、麦芽之品,健脾消食以善后。

例三十一:阳虚寒痹(腘窝痛)

【学员诊治】李某,女,54 岁,本市人。2014 年 3 月 31 日初诊:患者双侧腘窝处胀痛一年余,现右侧腘窝胀痛明显,伴小腿浮肿,平素神疲乏力。

脉沉濡滑,右无力。

证:湿阻经络。

方宗:薛氏四号方。

| 秦艽 10g | 威灵仙 10g | 地龙 8g | 白术 15g |
| 海风藤 10g | 络石藤 10g | 夜交藤 15g | 党参 10g |

【师傅批改】脉沉细无力。

方宗:桂枝加附子汤。

炮附子 15g（先煎）　　　桂枝 12g　　　　　白芍 15g

炙甘草 9g　　　　　　　制川乌 12g（先煎）　当归 12g

7 剂，水煎服。

【学员诊治】4 月 7 日二诊：服药后症状减轻，寐可，仅见腘窝处不适。上方加细辛 6g、通草 10g。改炮附子为 20g（先煎）。

7 剂，水煎服。

【师傅批改】同意学员诊治。

【学员诊治】4 月 14 日三诊：阴天腘窝处痛 2 日，自觉此次药效不如第一次，寐差。

上方加炒枣仁 15g、生黄芪 40g。

7 剂，水煎服。

【师傅批改】上方改炮附子为 30g（先煎）。

7 剂，水煎服。

【学员诊治】4 月 21 日四诊：服上方至第 3 剂后腘窝处明显觉舒适，自觉好转一半，已能屈伸。但久站后则不适。

上方 7 剂，水煎服。

【学员诊治】5 月 2 日五诊：症状继续好转，腘窝偶痛，伸屈自如，久站后则不适。

上方加黄芪 30g。

【师傅批改】脉已见滑象，阳气渐复，按之仍不足。

予 4 月 21 日方继续服用。

7 剂，水煎服。

【学员诊治】5月9日六诊：双侧腘窝处痛已基本痊愈。

脉沉细无力。

予4月14日方加肉苁蓉12g、巴戟天12g。

【师傅批改】脉弦缓减。同意学员方。

14剂，水煎服。

【学员诊治】5月23日七诊：患者服上方后症状好转，近因劳累有加重之势。

脉沉弦微减。舌淡红，苔薄白。

予3月31日方。

14剂，水煎服。

后予3月31日方加减服药五十余剂，已无不适症状。

按：腘窝处疼痛，乃筋脉不舒，一诊学员以薛生白四号方清利湿热，疏通经络，思路虽正确，然犯了虚虚实实之误。本案脉沉细无力，乃少阴之脉，主阳虚。弦脉从阴寒而论，即仲景所云之："弦则为减，减则为寒。"故师傅以桂枝加附子汤祛风除湿，温经散寒，此即以脉分虚实。三诊脉未见起，仍为无力之阳虚脉，故师傅并未述二诊效果不佳，反将炮附子增至30g，却取得突兀疗效，这看似胆大，实则成竹在胸。此即以脉定药量；五诊脉见滑象，说明阳气渐复，预后佳，故上方继服以助虚弱之阳。此即以脉判转归，以脉定势。

亨士悲

例三十二：湿热（不育）

【学员诊治】王某，男，24 岁。2013 年 2 月 1 日初诊：患者婚后 3 年未育。性欲降低，早泄。心悸，活动后易汗出，偶胸疼。

脉沉弦濡滑数减。唇暗，舌绛。

证属：肝脾肾虚，夹瘀。

法宜：滋阴活血益气。

方药：

红参 60g	女贞子 150g	覆盆子 100g
山茱萸 50g	泽泻 100g	桃仁 100g
红花 100g	鹿茸 60g	菟丝子 120g
枸杞子 100g	山药 150g	茯苓 150g
紫河车 100g	五味子 60g	熟地 150g
丹皮 100g	鱼膘粉 400g	

共为末，淡盐水送服。

【师傅批改】脉沉濡滑数。

方宗：甘露消毒饮

茵陈 18g	滑石 12g（包煎）	川木通 7g
败酱草 30g	白术 7g	栀子 9g
车前子 12g	藿香 10g	黄芩 9g
蛇床子 12g	陈皮 8g	石菖蒲 9g
薏苡仁 30g		

20 剂，水煎服。

【学员诊治】3 月 1 日二诊：患者前日查精液常规，精子成活率 57.67%，a+b 级 6.5%。仍性欲低，早泄。

脉沉弦濡滑数。唇暗，舌绛。

上方加桃仁 12g、红花 12g、水蛭 10g。

14 剂，水煎服。

【师傅批改】脉沉弦濡滑数减。

于学员方加白术 12g、黄芪 12g、党参 12g、茯苓 15g；去桃仁、红花。

【学员诊治】3 月 18 日三诊：症状如上，查精液常规，精子成活率 52.14%，a+b 级 15.8%。

脉沉弦濡滑数减。唇舌略暗。

继续服用上方。

14 剂，水煎服。

【师傅批改】同意学员诊治。

【学员诊治】4 月 5 日四诊：其妻子已怀孕，身无明显不适，仍早泄。

脉沉弦濡滑数，右略减。唇舌暗。

继续服上方。

14 剂，水煎服。

【师傅批改】同意学员诊治。

按： 不育证多责先天不足，肾精亏虚，故而多予补益之剂，首诊学员诊其脉减，而予补益之剂，不免落入俗套，一说不孕不育症即肾虚，予以补肾壮阳之品。临床有很多这样的误区，比如，老年人多肾虚，骨质疏松即是肾虚，肿瘤放化疗后正气虚了，要用补益之剂等等不胜枚举，事实情况是这样吗？不尽然。不孕不育，精子成活率低，有虚有实，骨质疏松中医治疗应按痹证辨证论治，肿瘤放化疗有虚证也有实证，治疗都应该平脉辨证论治，而不能想当然的认为是什么证。

此案乃湿热下扰精室导致的不孕，妄投补益之剂，误矣。病因复杂时，应选主要的一方治疗，故一诊予清湿热药。而二诊脉减，故加入人参、黄芪、白术健脾以利水。此乃方无定方，法无定法，平脉辨证，灵活治疗，此即中医的思辨，也是中医的精髓。

湿热之脉濡数，濡数之脉表现为软，临床学员常把软诊为无力，未能细加辨别，可见脉诊是需要慢慢领悟体会的。

例三十三：气虚阴火（腹胀）

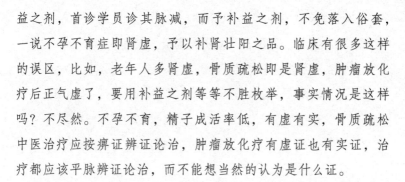

【学员诊治】宁某，女，28 岁。2013 年 8 月 5 日初诊：饮食不适则小腹胀，尿频，外阴部有灼热疼痛感，月经量少，痛经（第 1 天最重），夹有血块。

脉右弦濡滑数，左脉减。舌稍红。

证属：肝郁化热，肝脾不和。

法宜：疏肝解郁清热，调和肝脾。

方宗：丹栀逍遥散合四逆散。

丹皮 10g	栀子 10g	当归 10g	白芍 10g
柴胡 8g	茯苓 15g	炙甘草 5g	薄荷 5g
枳壳 8g			

【师傅批改】脉阳弱，尺小弦。

证属：气虚，阴寒上乘，阴火走窜。

方宗：真武汤合补中益气汤。

炮附子 12g（先煎）　　干姜 6g　　　当归 10g

茯苓 15g　　　　　　党参 12g　　　白术 10g

黄芪 12g　　　　　　白芍 12g　　　升麻 5g

7 剂，水煎服。

【学员诊治】8 月 30 日二诊：患者现偶尔食凉出现小腹胀，外阴部灼热疼痛感基本消失，唯饥饿时出现，8 月 13 日行经，仍痛经，血少，色红。现睡前小便一次，便后仍有尿意，需再解一次方得安睡。

脉弦细数减。舌可。

证属：血虚寒凝，肾亏。

法宜：养血散寒补肾。

方宗：当归四逆汤。

桂枝 10g　　白芍 10g　　炙甘草 5g　　大枣 5 枚

当归 12g　　细辛 6g　　吴茱萸 6g　　生姜 5 片

益智仁 10g　补骨脂 10g　山茱萸 12g

7 剂，水煎服。

【师傅批改】可。

按：气虚发热称阴火，乃李东垣的一个创新理论。相火本应伴君火游行于全身，辅君以行事，发挥其温煦功能。

当脾气虚，不能制约肾中相火，相火浮动，此即为阴火。阴火可上冲、下窜，亦可内扰外浮，故可见阴部发热、全身发热，但由于气虚，主要特征是脉无力。

此案，患者脉阳弱，阳弱则气虚，故病人之外阴灼热，尿意频，是由阴火导致，并非湿热下注。土能克水，此水指肾而言，肾中内蕴水火，脾虚不能制约肾水，亦不能约束肾中相火，故治当培土以制阴火，尤在泾曰："土厚则阴火自伏。"故予补中益气，健脾，升脾阳，脾气复而阴火自降。

例三十四：气虚肾亏（头晕）

【学员诊治】刘某，女，51 岁，2013 年 7 月 19 初诊：高血压病史 5 年。头晕头胀，汗多，怕风，头部易凉，时冷时热，平时牙龈咽喉肿痛，口舌生疮，胃胀，小腹胀，不矢气，膝关节痛，小腿及脚跟处痛，寐差，多梦，46 岁绝经。阳光下头晕怕冷加重。服药后，即刻血压 140/100mmHg。

嘱停降压药。

脉沉弦滑减，尺不足。舌红苔滑。

证属：肝肾亏虚，虚阳浮越，营卫不和。

方宗：地黄饮子。

熟地黄 15g	山茱萸 15g	炮附子 12g（先煎）
麦冬 12g	石菖蒲 12g	阿胶 15g（烊化）
肉苁蓉 15g	巴戟天 15g	肉桂 6g
五味子 6g	黄连 12g	鸡子黄 2 枚
黄芩 8g	黄柏 6g	知母 6g
砂仁 10g	浮小麦 30g	白芍 12g

【师傅批改】脉沉弦滑减，右尺左寸弱。

上方去石菖蒲、黄芩、黄连。改砂仁为4g。加党参15g、生黄芪15g、柴胡9g。

7剂，水煎服。

【学员诊治】7月26日二诊：服上方后，即刻血压120/100mmHg头晕减半，头仍怕冷，阳光下已不觉头晕，关节疼痛减半，晨起头发热，足跟痛。

脉沉弦滑减，左寸不足。舌红少苔，有裂纹。

上方去黄柏6g。

【师傅批改】于7月19日方加天麻15g。

7剂，水煎服。

【学员诊治】8月2日三诊：服中药后血压120/80mmHg，头晕减轻显著，怕冷，膝关节稍痛。

脉沉弦滑减。舌红少苔。

上方3剂，水煎服。

按： 地黄饮子出自《宣明论方》，能滋肾阴，补肾阳，开窍化痰。用于舌强不能言，足废不能用，口干不欲饮，舌苔浮腻，脉沉迟细弱之瘖痱证。其证由下元虚衰，虚火上炎，痰浊上泛，堵塞窍道所致。此案，脉沉弦滑减为气虚夹痰，左寸脉为气虚清阳不升，故出现头晕、脑涨、怕风等清阳不能上荣之症。右尺弱，肾中阴阳两虚，故而膝关节疼痛，小腿至足跟痛，阳虚虚火上浮而牙痛、口舌生疮、咽喉疼痛。以地黄引

子加入党参、黄芪、柴胡升清阳。上浮之火不能直折，不能苦寒清热，学生加入黄连、黄芩、黄柏、知母是犯了虚虚实实之戒。此浮火的治疗可温肾以引火归原，如加入肉桂、附子、干姜之品；可潜敛，如龙骨、牡蛎潜镇之药；可补土以制阴火，如以补中益气汤主之。

见火热之象，首先辨清是虚火还是实火，而虚实之辨重在脉之沉取有力无力，此乃不变的法则。

例三十五：阳虚（小便不利）

【学员诊治】韩某，女，59岁，现住石家庄市，2013年9月6日初诊：小便排泄不畅，重时尿道痛，周身乏力已半年余。排尿不畅时周身胀，手足心热，不欲食凉，两腿无力，活动则汗出。口干，夜间腹胀，纳后不消化，食咸则小便不畅，平素怕冷。西医诊断：膀胱炎。

脉沉弦无力。舌绛。

证属：阳虚无力气化兼脾虚。

法宜：温阳化气，健脾。

方宗：麻黄附子细辛汤合四君子汤。

炮附子12g（先煎）	麻黄5g	细辛7g
桂枝10g	党参12g	白术10g
茯苓15g	生黄芪18g	炙甘草6g

【师傅批改】改麻黄为7g。

7剂，水煎服。

【学员诊治】9月16日二诊：排尿较有力，排尿时有刺激感，口干，两膝痛均减轻。手足心热亦减轻。上半身热，有汗，汗出无力。先腰部发热，而后上半身热，不敢食凉，食则胃痛。大便已经成形。

脉弦，无力。

上方7剂，水煎服。

【学员诊治】9月27日三诊：排尿已经通畅，大便干，活动后上半身汗出，脚干。

脉沉弦滑减。舌绛红。

上方加砂仁6g、肉桂6g。

【师傅批改】去砂仁。加干姜9g、炮附子30g（先煎）。14剂，水煎服。

【学员诊治】10月18日四诊：自觉胃脘以上热，热时上半身汗多，胃脘以下凉，易胀。小便正常。

脉沉弦滑减，舌绛。

上方14剂，水煎服。

【师傅批改】脉阳弱尺动数，左显著。舌红绛。

证属：气虚发热。

方宗：补中益气汤合大补阴丸。

党参12g	炙甘草8g	生龟板25g（先煎）
五味子6g	生黄芪12g	柴胡8g
煅牡蛎30g（先煎）	知母6g	黄柏6g
茯苓15g	莪术6g	生鳖甲30g（先煎）
山药15g	当归12g	熟地黄15g
生地黄15g		

7剂，水煎服。

【学员诊治】10 月 28 日五诊：药后腹部凉减轻，肚脐以下凉，容易胀，夜尿 1 次，咽痒，下半身怕冷，活动则汗出，右半侧头闷。

脉沉弱无力。舌可。

宗 9 月 27 日方。

【师傅批改】脉阳弱尺弦。

证属：气虚，下焦阳虚。

党参12g	白术10g	柴胡8g	黄芪12g
当归12g	肉桂6g	茯苓15g	莪术6 g
炮附子12g（先煎）			

7剂，水煎服。

【学员诊治】11 月 8 日六诊：排小便时已无不适，上半身热、手足身热、出汗均明显减少。夜尿 2 次，着凉腹胀，易汗，胃部灼热。

脉沉弦迟无力。

上方7剂，水煎服。

【学员诊治】12 月 6 日七诊：口鼻干，咽干，下半身干，寐差梦多，小腹凉，上半身易汗出。

脉沉弦弱。舌红暗，苔少。

证属：上热下寒。

方宗：二加龙骨牡蛎汤。

白芍 12g　　　　　生姜 6g　　生龙骨 30g（先煎）

生牡蛎 30g（先煎）　白薇 12g　炙甘草 6g

大枣 6 枚　　　　　炮附子 6g（先煎）

【师傅批改】予 11 月 8 日方。

7 剂，水煎服。

【学员诊治】12 月 12 日八诊：上述症状均减轻，现小腹发凉，穿棉裤亦凉，上半身汗出，脚凉，上午精神不济，不想做事，小便时略痛，不能食凉。

脉弦无力。

上方改炮附子为 20g（先煎）。

7 剂，水煎服。

按：此病例出现上半身热，手足心热而腹凉、腹胀、怕冷，此寒热错杂之症状，如何辨别病机呢？此是上热下寒之寒热错杂？还是阴虚阳亢？还是阳虚阴火上乘？如何辨别？唯平脉辨证才能辨清寒热虚实。一诊二诊脉弦无力，此阳气虚，龙雷之火浮动，故用温阳散寒之法，重用炮附子至 30g，三诊，脉阳减尺动数，此热乃相火妄动，迫津外泄，故用补中益气汤合大补阴丸益气滋阴清相火，潜敛浮越之阳。四诊脉阳弱尺略弦，此气虚，下焦阴寒，故用补中益气汤加肉桂、附子，引火归原，诸症得以缓解。同样是汗出身热，在疾病变化过程中的病机是不一样的，要法随证转，方随法出，灵活掌握脉的动态变化。

例三十六：阳虚寒凝兼瘀（胸痹）

【学员诊治】 赵某，男，70岁，灵寿人。2014年4月26日初诊：胸闷、胸痛5年，咳嗽5日。吐痰开始为黄痰，后经输液成白稀痰，量少。劳累后心跳加快，短气，寐差，难以入睡，大便平素正常，现经过输液后，大便每日3次，怕冷，手抖。既往史：心绞痛。现服用丹参滴丸，心宝丸。西医检查：肺炎。现正输液治疗。

脉弦拘涩减，尺滑。舌红，苔黄腻。

证属：阳虚寒痹，血瘀。

法宜：温阳散寒，活血。

方宗：桂甘姜枣麻辛附汤加减。

桂枝12g	炙甘草12g	生姜6片
大枣6枚	麻黄6g	炮附子15g（先煎）
细辛6g	桃仁12g	红花12g
蒲黄12g	干姜7g	五味子6g
清半夏12g	红景天15g	瓜蒌18g
薤白18g	知母6g	黄柏6g
黄芪15g		

7剂，水煎服。加辅汗三法。

【学员诊治】 5月3日二诊：第3煎汗透，服药后胸闷胸痛已无。稍咳，大便已经正常，寐可。

脉弦滑减，尺已经正常。舌红。

上方加全蝎10g、蜈蚣10条。

不用辅汗三法。

【师傅批改】去知母、黄柏；改：炮附子30g（先煎）、干姜9g、黄芪40g。

14剂，水煎服。

孕士楚

按：此五年胸痛，仍用汗法取效，何也？

汗法，皆谓治表证，表证当汗。其实表证非皆当汗，里证亦非皆禁汗。此案并非新感，亦无恶寒、无汗、脉浮紧等表证，为何取汗？因其脉沉拘涩减，且见胸闷胸痛，知其为阳虚，寒邪伏于里，寒痹胸阳。此属于沉寒痼冷伏于里也，当辛温散寒发汗，使邪随汗出。无论病程久暂，只要是寒邪内伏不除，均可用汗法祛除寒邪。故服药后汗透，寒邪随汗出而解，胸闷胸痛无，咳嗽亦减轻大半。

例三十七：清阳不升（头痛）

【学员诊治】魏某，男，45岁，本市人。2013年12月21日初诊：右侧偏头痛伴有左胸旁痛半年，头痛为针刺样，有跳胀感，饮酒则加重，乏力，无胸闷心慌，气短。高血压病史1年。口服西药，具体不详。即刻血压130/90mmHg。

脉弦滑减。舌齿痕，苔黄腻。

证属：脾虚湿蕴，血瘀。

法宜：健脾化湿，活血。

平脉辨证传承实录百例（二）

方宗：升阳益胃汤。

黄芪 15g	炒白术 10g	党参 10g
柴胡 5g	防风 7g	羌活 7g
白芥子 8g	桃仁 19g	红花 19g
蒲黄 10g（布包）	土鳖虫 10g	川芎 6g
陈皮 6g	清半夏 8g	茯苓 12g

【师傅批改】脉弦滑。去黄芪、炒白术、党参，加红花 12g、蔓荆子 10g。

7 剂，水煎服。

【学员诊治】12 月 27 日二诊：诸症均减轻，昨日耳鸣声低，耳堵。近四五日寐差，晨 1~2 点醒后不能入睡。

脉舌同上。

上方改清半夏为 30g，加远志 6g、熟地 30g、黄芪 12g。

7 剂，水煎服。

【学员诊治】2014 年 1 月 4 日三诊：右侧偏头痛、左胸骨痛基本痊愈，现在寐差，右耳鸣，如蝉，大便不爽。

脉沉濡滑，寸沉。舌红，苔黄厚腻。

证属：脾虚，湿热阻滞。

方宗：升阳益胃汤合甘露消毒丹。

黄芪 12g	黄连 8g	川木通 7g	远志 6g
党参 10g	清半夏 8g	石菖蒲 15g	粳米 30g
白术 10g	茵陈 8g	白豆蔻 10g	茯苓 15g
滑石 10g（包煎）		藿香 8g	

【师傅批改】脉沉濡滑减。

证属：气虚，清阳不升。

法宜：补中益气。

方宗：聪明益气汤。

黄芪 12g	升麻 6g	葛根 12g	川芎 8g
党参 12g	柴胡 8g	羌活 8g	茯苓 15g
白术 10g	当归 12g	蔓荆子 10g	

14 剂，水煎服。

按：此病本小疾，然明确反映出师傅脉诊沉取有力无力辨虚实的脉诊观。一诊学生诊脉弦滑无力，用升阳益胃汤，师傅诊为脉弦滑而去掉黄芪、白术、党参三味益气之品，加入红花、蔓荆子加强化痰疏风之力。脉一有力，一无力，差之毫厘，失之千里。仲景提出脉诊纲要，曰"脉当取太过与不及"，太过者实，不及者虚，此即以虚实为纲。景岳曰："千变万变不外虚实，治病之法无逾攻补，欲察虚实，无逾脉息。"又曰："虚实之要，莫逃乎脉。"故师傅提出，脉的虚实，当以沉取有力无力为辨，沉取有力无力，才真正反映证的虚实。

三诊脉转濡缓减，已属气虚，故去活血通络散风之品，改益气升阳之法，以益气聪明汤主之。用不用黄芪、党参、白术？关键看脉的有力无力。

例三十八：气虚水亏（发热）

【学员诊治】潘某，女，56岁。2013年11月4日初诊：发热，体温在37~42℃，先寒战，厚被盖之亦寒，持续1小时，后即高热3~4小时，一日反复三四次，持续1个月，夜寐差，稍头晕、口苦。颈部淋巴结肿大，在省二院住院治疗17日，用抗生素后起皮疹，皮疹痒。

脉弦细躁数，寸旺。舌嫩红。

证属：肝胃郁热，火郁于内。

法宜：清肝热，散郁火。

方宗：泻青丸合升降散。

龙胆草6g	当归15g	黄连6g	柴胡9g
川木通12g	滑石12g	大黄6g	栀子12g
僵蚕15g	姜黄12g	蝉蜕12g	地肤子12g
蛇床子12g	苦参12g	连翘15g	

【师傅批改】脉弦濡，两尺弦细劲，左尺略刃。舌嫩红绛，有裂纹，无苔。

证属：气虚水亏。

法宜：滋阴益气。

方宗：理阴煎合补中益气。

熟地40g	山茱萸30g	升麻18g	肉桂6g
党参15g	当归12g	炮姜6g	黄芪15g

6剂，日3服。

【学员诊治】服药后未发热，身痒稍减，红点减少，稍头晕，口不苦。

6剂，日3服。

李士懋

按：此案脉两尺弦细劲，左尺略刃。《临证指南医案》曰"脉如刃，阴亏"，故而选用理阴煎，熟地用至40g，大补真阴，山茱萸30g，滋肾阴，敛浮阳。《景岳全书》云理阴煎"此理中汤之变方也。凡脾肾中虚等证，宜刚燥者，当用理中六君之类；宜温，当用理阴大营之类。欲知调补，当先察此。此方通治真阴虚弱，胀满呕吐，痰饮恶心，吐泻腹痛，妇人经迟血滞等证""又凡真阴不足，或素多劳倦之辈，因而忽感寒邪，不能解散，或发热，或头身疼痛，或面赤舌焦，或虽渴而不喜冷饮，或背心肢体畏寒，但脉见无力者，悉是假热之证，若寒凉攻之必死，宜速用此汤，照后加减以温补阴分，托散表邪。连进数服，使阴气渐充，则汗从阴达，而寒邪不攻自散"。脉弦濡，且按之无力，为脾虚生湿，故定证为气虚。此案于问诊时，并未显现典型的潮热、盗汗、五心烦热等阴虚证见，而脉象表现为两尺弦细劲，左尺略刃的阴虚脉，由此可见，脉的灵敏度高于症状，以脉作为标准能够更准确地判断病势。

例三十九：心肾阳虚（经行头晕伴高血压）

【学员诊治】高某，女，44 岁，本市人。2013 年 4 月 19 日初诊：间断性头晕 1 年，月经后加重，高血压病史 8 年，即刻血压 130/93mmHg，纳、寐、便均可。

脉弦细濡，按之减。舌淡苔白，齿痕。

证属：肝郁，脾虚，湿阻。

法宜：疏肝，健脾，化湿。

方宗：逍遥散合升阳益胃汤。

黄芪 12g	白术 10g	防风 7g	柴胡 7g
薏苡仁 12g	党参 10g	炙甘草 6g	当归 12g
清半夏 12g	泽泻 10g	黄芩 12g	羌活 8g
独活 8g			

【师傅批改】脉沉弦细迟无力。

证属：心肾阳虚。

方宗：桂枝甘草汤合真武汤。

桂枝 12g	炮附子 12g（先煎）	红参 12g	白术 10g
炙甘草 10g	干姜 7g	茯苓 15g	白芍 12g

7 剂，水煎服。

【学员诊治】4 月 29 日二诊：症状减轻，即刻血压 120/70mmHg。

脉沉弦细，按之滑减。舌淡苔白。

上方加苍术 6g。

【师傅批改】脉沉弦拘迟减。

上方加麻黄 6g、细辛 6g、黄芪 15g、葛根 15g、全蝎 10g、蜈蚣 10 条。

7 剂，水煎服。

【学员诊治】5 月 5 日三诊：此次月经，头痛明显减轻。即刻血压 135/90mmHg。

上方 7 剂，水煎服。

【学员诊治】5 月 24 日四诊：上方共服药 20 剂，药服后出 5 ~ 10 分钟小汗。昨晚疲乏，略感头晕，即刻血压 110/80mmHg

上方 7 剂，水煎服。

【师傅批改】：同意学员诊治。

李士懋

按：本案师傅诊脉沉弦细迟无力，以阳虚为著。故此为阳虚水泛而致头晕。方以桂枝甘草温振心阳，炮附子温命门之火，干姜、白术、茯苓温补以制水，共奏温阳利水之功。二诊脉沉弦拘迟减，则为阳虚寒邪郁闭，故师傅予原方之中加入麻黄、细辛启肾阳，散阴寒，加全蝎、蜈蚣息风以解痉。诸证相合，效果显著。本案并未刻意发汗，四诊时，患者药后却出现 5 ~ 10 分钟小汗，此则为广义汗法，出的汗则为"正汗"。《素问·阴阳别论》曰："阳加于阴谓之汗。"强调正汗出，必阴阳充盛或升降出入之路通调。《素问·阴阳应象大论》曰："地气上为云，天气下为雨。"张锡纯将《内经》这一理论概括为"人身之有汗，如天地之有雨。天地阴阳和而后雨，人身亦阴阳和而后汗"，这明确指出了正汗的两个条件，一是阴阳充盛；二是阴阳升降出入的道路通畅，方可出正汗。故正汗出乃病愈之标准之一。

例四十：脾肾两虚寒痰凝滞（梅核气）

【学员诊治】孟某，女，35 岁，本市人。2014 年 4 月 14 日初诊：咽部异物感一年余，咽喉镜检查未见明显异常。后背压紧感，劳累后症状加重，胆囊切除术后，嗳气，两胁胀满，胸闷，气短。

脉沉弦滑无力。舌暗。

证属：肝郁气滞。

法宜：疏肝行气。

方宗：逍遥散。

柴胡 12g	白术 12g	茯苓 12g	白芍 15g
当归 20g	生姜 5 片	郁金 12g	合欢皮 20g
夜交藤 20g	川芎 12g	甘草 10g	桂枝 15g

7 剂，水煎服。

【师傅批改】同意学员的诊治。

【学员诊治】4 月 21 日二诊：服药后症状稍减，仍气短，头晕。

上方加黄芪 20g、党参 15g、葛根 20g、升麻 8g。

【师傅批改】脉阳弱尺略弦。

方宗：人参养荣汤。

黄芪 15g　熟地黄 12g　生姜 5 片　党参 12g

川芎 7g　　麻黄 6g　　　茯苓 12g　　白芍 15g

细辛 7g　　白术 12g　　　当归 12g　　炮附子 12g（先煎）

炙甘草 10g　柴胡 8g　　　桂枝 15g

14 剂，水煎服。

【学员诊治】5 月 9 日三诊：咽部异物感减轻，两胁胀、气短、胸闷、头晕均减轻。

上方 14 剂，水煎服。

【师傅批改】另用鹿茸 30g、紫河车 30g，研细末，分 30 次分服，1 日 2 次。

14 剂，水煎服。

【学员诊治】5 月 26 日四诊：服药后咽部异物感已不明显，呃逆明显减轻。

予 4 月 21 日方 14 剂，水煎服。

导士遐

按：《金匮要略》曰："妇人咽中如有炙脔，半夏厚朴汤主之。""炙脔"多认为是炙炒、烤熟的肉块。半夏厚朴汤治疗情志怫逆，气滞痰凝，阻塞咽嗌，痰气郁结之证，为治梅核气之主方。后世学者均仿而效，正如本案一诊，先以逍遥散加味，疏肝行气，化痰散结，症稍减轻，二诊脉变，师傅用益气、温阳、填精法治愈，何也？在人体，水谷精微失常，聚集而成痰饮。痰饮停聚除情志怫郁，肝失疏泄外，原因还有很多，有脾阳虚运化不及者，有肺失通调者，有热炼津成痰者，有肾虚水饮内停者。何以别之？关键在于脉。本案脉阳弱，示脾气亏虚清阳不升，尺弦则为肾阳虚衰。脾气虚，清阳不升，不能运化水液，水液凝聚而成痰；肾阳虚，气化不利，气不化水，水液内停。水停痰凝聚于咽部而形成灸脔，即梅核气。故师傅以人参养荣汤加味，益气温阳，养血温肾填精，恢复脾肾的气化功能，则痰饮消，梅核气治愈，此治病必求其本也。中医治病，法无定法，方无定方，需要灵活变通，这正如仲景所言"观其脉证，知犯何逆，随证治之"。

例四十一：肝热（心慌）

【学员诊治】王某，男，79 岁，2015 年 2 月 7 日初诊：发作性心慌、气短半年，每天发作 1~2 次，每次发作 20 分钟左右，无心前区闷痛等症，遇热时易发作，曾在某医院查心电图、彩超均未见明显异常，发作及不适时，血压多偏高，手发抖，即刻血压：180/80mmHg。每日口服硝苯地平缓释片治疗，平素便干。

脉弦滑数且盛。舌暗，少苔。

证属：阴虚阳亢。

法宜：滋阴潜阳。

方宗：三甲复脉汤。

生龟板 30g	生鳖甲 30g	生龙骨 30g
生牡蛎 30g	生地 12g	熟地 12g
麻仁 15g	白芍 15g	山茱萸 18g
阿胶 12g（烊化）		

7 剂，水煎服。

【师傅批改】脉弦滑数而盛。

证属：肝经热盛。

法宜：清利肝经之热。

方宗：泻青丸。

<table>
<tr><td>龙胆草 8g</td><td>黄芩 10g</td></tr>
<tr><td>黄连 12g</td><td>生鳖甲 30g（先煎）</td></tr>
<tr><td>代赭石 30g（先煎）</td><td>栀子 15g</td></tr>
<tr><td>生龟板 30g（先煎）</td><td>生大黄 6g（先煎）</td></tr>
<tr><td>怀牛膝 12g</td><td>干地黄 15g</td></tr>
<tr><td>生石决明 30g（先煎）</td><td></td></tr>
</table>

6 剂，水煎服。

按：学员诊脉为弦滑数而盛，突出脉弦涌盛之象，结合症状及舌象，考虑为阴虚阴不制阳而致阳气亢盛，治疗予以滋阴潜阳。此证关键在于没能体会脉象之弦滑数而盛同时兼夹的症状及脉象。此脉重点当为弦，肝脉。弦滑数为肝经热盛，师傅言："盛者，大也。"弦滑数而盛，为肝经大热之象。肝经热盛生风而多兼血压偏高、手发抖的症状，且患者遇热时易发作，证明为热证。此脉象沉取必大而搏指，无丝毫虚象，非阴液亏虚致阴不制阳而阳亢的脉弦劲之脉象。治疗时师傅常用泻青丸，清泄肝经之热，热去而风自灭。

此案患者近 80 岁高龄，常言老人多虚证或本虚标实的证候，而师傅经多年临床实践发现，老人实证不在少数，不能因为是高龄老人就不敢应用清下之法。对于纯属实证者，师傅采用清下之法，多年来未曾见有不耐者，即"有故无殒，亦无殒也"。

例四十二：肝郁化火（痛经）

【学员诊治】范某，女，40 岁，宁晋人。2015 年 2 月 9 日初诊：继发性痛经十余年，顺产二胎后住新房，由于潮湿造成痛经，进行性加重。近 2 年来行经时须服口服药并卧床休息。月经 27 ~ 29 日一行，量少，有少量血块，血块排出腹痛减轻，伴有腰酸、腿沉、疲乏、小腹凉，出虚汗，恶心，身冷。5 ~ 7 日净。末次月经 2015 年 1 月 23 日。

　　寐差，多梦，易怒，脱发。便秘，2 日一行。2015 年 1 月 28 日宁晋县人民医院超声示：宫腔少量积液。口服妇乐片 1 周。

　　脉沉弦细减，阳弱尺弦滑。舌淡红，苔白。

证属：气虚，精亏。

法宜：补益气血，填精。

方宗：补中益气丸合右归丸。

黄芪 15g	党参 12g	白术 12g
茯苓 12g	升麻 6g	柴胡 12g
当归 12g	山茱萸 15g	菟丝子 12g
鹿角胶 12g（烊化）	枸杞子 20g	杜仲 12g
肉苁蓉 15g	甘草 10g	肉桂 6g
炮附子 12g（先煎）		

【师傅批改】脉沉弦数。

证属：热郁。

方宗：丹栀逍遥丸。

牡丹皮 10g	栀子 9g	柴胡 9g	党参 12g

茯苓 15g　　　白术 8g　　　炙甘草 8g　　当归 12g

白芍 12g　　　丹参 15g

7剂，水煎服。

【学员诊治】2月16日二诊：药后如前，尚未行经。大便每日一行。寐浅，怕冷。

脉沉弦稍数，左阳减。舌偏红，苔薄白。

上方加仙茅 8g、仙灵脾 8g、黄芪 15g、熟地黄 12g、山茱萸 10g。

【师傅批改】上方加黄芩 9g、生蒲黄 10g（包煎）、五灵脂 10g。

7剂，水煎服。

【学员诊治】2月27日三诊：2月21日经至，稍痛经，量少，5日净，其他症状亦明显减轻。现已不需服止痛药，卧床休息。

脉沉弦数。舌稍红，苔白。

上方继服。

【师傅批改】脉沉弦数减。

方宗：逍遥散合失笑散。

当归 12g　　　白芍 12g　　　　　　柴胡 9g

茯苓 12g　　　白术 12g　　　　　　炙甘草 6g

生姜 3 片　　　生蒲黄 10g（布包）　五灵脂 10g

14剂，水煎服。

【学员诊治】3月16日四诊：痛经症状减轻，现腰酸痛，失眠症状无改善，每天睡约3～4个小时，二便调，饮食可。

脉沉弦减。舌淡红，苔白。

上方继服。

【师傅批改】脉沉弦减，左尺弱。

上方加熟地黄18g、菟丝子15g、桑寄生30g、巴戟天15g、炒杜仲18g、山萸萸15g、川断18g。

14剂，水煎服。

【学员诊治】4月17日五诊：昨日经至，已不痛经、腰酸。月经量少，睡眠改善，每晚睡5～6个小时。服上方后大便调，自行停药2周后，出现大便干，脱发。

脉沉弦减，尺弱。

上方14剂，水煎服。

【师傅批改】同意学员的诊治。

李士懋 　**按**：痛经分虚实，虚者不容则痛，实者不通则痛。不荣者，气血、阴阳虚皆可引起；不通者，六淫、七情、内生五邪皆可阻滞气血而致不通则痛。

此案脉弦滑数。弦主肝，滑数主热盛，此为肝郁化火阻滞胞脉，气血不通而痛。火为阳邪，本主升、主动，不应阻滞气机，然邪气壅遏，皆可阻滞气血通畅之道路，故以丹栀逍遥散清肝热，展布气机。

治疗后气机通畅，热邪随之而解，脉转沉弦，此为肝郁之象，故以逍遥散合失笑散养血舒肝、活血化瘀。

痛经已缓解，痛时已不再需要服止痛药、卧床休息。再诊脉减，左尺无力，此邪已去，正虚之象显露，故用逍遥散加熟地黄、山茱萸、巴戟天等温润填精之品。

疾病的治疗过程，师傅常比喻为解扣子，是分层次的，而非僵死不变。此即中医的"恒动观"。如何动？"观其脉证，知犯何逆，随证治之"。

然，此案尚有两点需要思考，一是睡眠，二是便秘。对于这两个症状都没有加一些所谓治标的药，症状亦缓解。此即是中医理论在治疗中的体现。

例四十三：抽动症

【学员诊治】郭某，男，6岁。2014年2月17日初诊。家长代诉患儿于2014年1月10日因惊吓出现抽动症，现时常鼓肚、耸肩、遗尿、瞪眼、努嘴，纳差，大便干，2日一行。

脉沉弦滑减。舌可。

证属：脾虚生风。

法宜：健脾息风。

方宗：六君子汤。

清半夏 8g	陈皮 6g	云茯苓 8g	白术 6g
党参 8g	生黄芪 15g	防风 10g	僵蚕 6g
蝉蜕 4g			

7剂，水煎服。

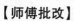

【师傅批改】

方药：

云茯苓 12g	生黄芪 40g	防风 7g	党参 8g
白术 6g	全虫 7g	蜈蚣 6 条	巴戟天 10g
肉苁蓉 10g	补骨脂 5g	当归 10g	白芍 10g
炙甘草 7g	天麻 12g	僵蚕 6g	蝉蜕 4g

14 剂，水煎服。

【学员诊治】 2 月 24 日二诊：服药后抽动症状减轻，偶见尿失禁，精力旺盛，仅昨日眼赤。

脉沉弦细减。舌淡红，苔白。

继续服用上方，另加羚羊角丝 10g，浓煎代茶饮。

【学员诊治】 3 月 1 日三诊：偶抽动，瞪眼。余可。

脉沉弦细减，舌淡红，苔薄白。

继予上方。

【师傅批改】 改白芍为 15g；加山茱萸 15g、龟板 18g（先煎）、生龙骨 15g（先煎）、生牡蛎 15g（先煎）、鳖甲 18g（先煎）。

其间继以上方随症加减服用 64 剂。

【学员诊治】 5 月 3 日四诊：患者现偶咳嗽，偶鼻塞，纳差，便 2～3 日一行，黏滞，多不成形。

脉滑减。

证属：气虚夹湿。

治法：益气健脾祛湿。

方宗：参苓白术散。

黄芪 40g	柴胡 6g	炒薏苡仁 20g	炒白术 15g
党参 15g	山药 15g	陈皮 6g	炙甘草 10g
扁豆 10g	升麻 6g	茯苓 12g	蜈蚣 4 条
全虫 9g	白芍 10g	山茱萸 10g	

共服用 35 剂。

【学员诊治】8 月 11 日五诊：服用上方后抽动感消失，停药。近来咳嗽，有痰不易咳出，伴鼻塞，有黄涕。腹胀频繁，纳差。

脉沉弦细减。舌红。

方宗：止嗽散。

桔梗 7g	紫菀 12g	款冬花 12g	前胡 8g
荆芥 5g	陈皮 6g	生甘草 6g	百部 6g
浙贝母 10g			

3 剂，水煎服。

【学员诊治】8 月 16 日六诊：近来外感，服上方咳减，痰难咳出，现鼻涕多色黄，纳差。便 2~3 日一行。

脉舌同上。

证属：气阴虚，外感夹痰。

法宜：益气养阴，化痰散风。

方药：

党参 6g	炒白术 6g	五味子 6g	黄芩 8g
紫菀 18g	黄芪 8g	麦冬 6g	焦三仙 6g
浙贝 15g	茯苓 15g		

【师傅批改】

方药：

黄芪 40g	柴胡 6g	炒薏苡仁 20g	炒白术 15g
党参 15g	山药 15g	陈皮 6g	炙甘草 10g
白扁豆 10g	升麻 6g	茯苓 12g	蜈蚣 4 条
全虫 9g	白芍 10g	山茱萸 10g	

9 剂，水煎服。

【学员诊治】 8 月 29 日七诊：抽动仍有，已不咳，流涕，纳差，面青。

脉弦滑减。

证属：气虚。

法宜：益气。

方宗：可保立苏汤。

黄芪 60g	当归 8g	酸枣仁 15g	全虫 6g
党参 10g	白芍 10g	炙甘草 5g	蜈蚣 5 条
白术 8g	山茱萸 10g	补骨脂 7g	天麻 10g
焦三仙各 10g			

14 剂，水煎服。

【师傅批改】 可。

其后以上方随症加减，共服 28 剂。

按：此案抽动症，脉弦滑减，乃气虚生风。已动风，六君子息风之力显不足，故师傅加入当归、白芍、山茱萸、巴

117

戟天、蜈蚣、肉苁蓉，并重用黄芪至 40g，加重益气养血息风之力，二诊何以加入羚羊角丝？因出现目红赤，精力过盛，脉转细，现血虚之象，黄芪量大，性略温燥，出现从阳化热之象，为防进一步出现肝热生风，故加羚羊角丝代茶饮，三诊抽动、鼓肚、瞪眼症状皆减轻，而脉转细数。气主煦之，血主濡之，气虚渐复，而阴血不足，阴虚阳亢，筋脉失养而动，故改白芍为 15g；加山茱萸、龟板、龙骨、牡蛎、鳖甲以养阴息风潜阳。气虚筋脉失于温煦可动风，血虚筋脉失养可动风，阴虚阳亢亦可产生动风，如何别之？平脉辨证。脉缓减、无力为气虚；脉细为血虚；脉细数为阴虚阳亢。

例四十四：阴虚阳亢（噩梦）

【学员诊治】唐某，女，35 岁。2014 年 12 月 26 日初诊：患者眠时多梦，睡而易醒十余年，多噩梦，梦见鬼怪；纳差，嗳气，食多食凉则腹胀，素易发生恶心（餐后加重），时泛酸水；头晕，耳鸣如蝉，目胀干涩、发痒，口干口苦，颈项僵硬，时胸闷、心慌、气短；畏寒，手足发凉，腰腹为重，神疲乏力，自汗，便溏难解，腰酸痛，右小腹痛，近 3 个月痛经，行经前小腹时有撕裂样疼痛，经行则不痛，经行四五日，有血块。易怒，经前尤重。此次月经将至。

脉弦细拘减。舌尖红。

证属：阳虚血亏。

法宜：温阳补血。

> 方宗：补中益气汤合当归四逆汤。
>
> | | | | |
> |---|---|---|---|
> | 生黄芪 12g | 炒白术 10g | 党参 10g | 羌活 7g |
> | 当归 10g | 炮姜 5g | 桂枝 10g | 白芍 10g |
> | 炙甘草 6g | 吴茱萸 5g | 生姜 5g | 细辛 6g |
> | 小茴香 6g | 仙灵脾 10g | 仙茅 10g | 砂仁 6g |

【师傅批改】脉弦细劲。

证属：肝肾虚而阳亢。

法宜：滋肝肾平肝阳。

方宗：三甲复脉汤。

熟地 15g	山茱萸 15g
生龙骨 30g（先煎）	生牡蛎 30g（先煎）
生鳖甲 30g（先煎）	白芍 30g
阿胶 15g（烊化）	生龟板 30g（先煎）
炙甘草 15g	

7 剂，水煎服。

> 【学员诊治】2015 年 1 月 13 日二诊：服药后腰酸、右小腹痛已除，耳已不鸣，目未痒，纳差、腹胀、心慌减轻。口干口苦，易怒畏寒，手足凉仍有。余症同上。
>
> 脉同上。
>
> 上方加巴戟天 10g。
>
> 7 剂，水煎服。

李士懋

按：初看此患者症状如一堆乱麻，毫无头绪。我们治疗是采用对证治疗，还是一点点解决症状？还是找到一个基本病机？我们可能认识不清它是个什么疾病，但我们能定"证"。如何定证？首先定性，是寒？是热？是虚？是实？凭脉辨证定虚实，脉弦细劲，弦细乃阴虚，劲乃阴虚阳亢。

其次是定位，病位在哪？要依症状分析，依脉来解释。此病案，一组是腹胀、嗳气、打嗝等脾胃症状；一组是神志症状，如噩梦、寐差、心烦；一组是易怒、口苦、头晕耳鸣等肝经症状；还有月经不调等诸多症状。依脉来解释，脉弦细劲，是阴亏阳亢。肝经的症状乃肝肾阴亏，肝阳上亢。脾胃症状则由肝阴亏，疏泄失职，影响脾胃运化引起，诸月经不调之症亦由肝肾阴虚，精血不足引起。而神志症状则由阳亢于上，心神被扰所致。

定量、定势则由脉细的程度、劲的程度决定。脉越细阴亏越甚，脉越劲则阳亢越重。

例四十五：阴虚阳亢（头痛）

【学员诊治】贾某，女，31岁，定州人。2009年11月30日初诊：患者头痛半年，以头顶痛为主。因中枢脑瘤，行切除术50日。其他无不适。

脉沉弦数。舌红，苔白。

方宗：新加升降散。

| 僵蚕 12g | 蝉蜕 6g | 姜黄 9g | 大黄 2g |
| 连翘 12g | 柴胡 12g | 龙胆草 6g | 栀子 9g |

【师傅批改】脉沉弦细数，右寸旺。舌可。

证属：肝阴不足，风阳上扰。

法宜：滋水涵木，平肝息风。

方宗：镇肝熄风汤。

生龟板20g（先煎）	生牡蛎20g（先煎）	
代赭石18g（先煎）	怀牛膝12g	生白芍18g
干地黄15g	赤芍12g	丹皮12g
川楝子9g	僵蚕15g	蜈蚣10g
全虫10g	水蛭10g	土鳖虫10g

7剂，水煎服。

【学员诊治】12月7日二诊：头痛减轻，右头项部略麻。服药3剂后月经至，腰痛，大便色黑。

脉弦数，寸旺已平，尺略差。

上方去水蛭，加炒杜仲12g、巴戟天12g、肉苁蓉12g。

14剂，水煎服。

李士懋

按：脉沉弦数，为肝热，予以升降散加清泄肝热之龙胆草、栀子甚妥。然师傅审阅时，诊其脉沉弦细数，右寸旺，细乃阴不足，寸旺乃风热上扰，诊为肝阴不足，风阳上扰，故予镇肝熄风汤加减，滋阴平肝息风。

二诊头痛虽轻，然脉尚弦细数，右寸已平，此为肝阳已敛，阴虚仍在。尺略差且腰痛，乃肾脉略虚，故守上方加杜仲、巴戟天、肉苁蓉以壮腰肾。据西医诊断，此病预后差，所治数十例，无愈者。此案仅从辨证角度论之。

例四十六：气虚肝热（心慌）

【学员诊治】马某，女，71 岁，河北省行唐县人。2014
年 6 月 16 日初诊：心悸伴双下肢肿胀 10 年，加重 2 个月。
心悸、气短、乏力、双下肢沉重，活动后加重。辅助检查：
心电图示：房颤；左房增大；心肌缺血。

脉弦滑无力。舌淡，苔白。

证属：阳虚水泛。

法宜：温阳化气行水。

方宗：真武汤。

茯苓 45g	白术 15g	干姜 10g
党参 15g	当归 12g	白芍 20g
桂枝 12g	炮附子 10g（先煎）	熟地 40g
山茱萸 30g	生黄芪 18g	夏枯草 12g

7 剂，水煎服。

【师傅批改】脉右弦无力，左弦滑数。

证属：气虚，肝经热盛。

法宜：益气，泻肝。

方宗：补中益气汤合龙胆泻肝汤。

黄芪 15g	党参 15g	茯苓 18g	炙甘草 9g
龙胆草 6g	栀子 9g	干地黄 15g	麦冬 15g

14 剂，水煎服。

【师傅诊治】6 月 28 日二诊：服药后症状明显减轻，心悸已
不著，双下肢微有肿胀。

脉右弦滑减，左弦滑数。

上方加黄芩 10g、柴胡 12g、清半夏 15g。

7 剂，水煎服。

李士懋 **按：**临床上常遇到左右脉不一样的情况，这属于阴阳脉的范畴，此时就需要我们综合分析。通常左脉主肝胆，右脉主脾胃。右脉弦无力，左脉弦滑数，乃脾胃气虚，肝胆热盛，可用补中益气汤合龙胆泻肝汤；若左脉弦无力，右脉弦滑数，为肝虚，中焦痰热，方用逍遥散合黄连温胆汤；若单左寸旺，加黄连以泻心火；若单右寸旺，加桑白皮以泻肺。

例四十七：肾阴亏，心火旺（心悸）

【学员诊治】 焦某，女，37 岁。2014 年 2 月 12 日初诊：阵发性心悸、手抖、汗多，每天发作数次，已 7 年。冬夏重，春秋轻，多发于饭后三四个小时，曾在当地诊断为低血糖症。带下量多、色黄、有腥味、痒，妇科诊为复合性阴道炎。

脉寸滑数，尺弱。舌齿痕。

证属：肺热，肾虚。

法宜：清肺热，补肾阳。

方宗：附子泻心汤合附子薏苡败酱散。

黄芩 9g	清半夏 9g	全瓜蒌 12g
薄荷 6g	桔梗 5g	枳壳 6g
炮附子 8g（先煎）	败酱草 15g	薏苡仁 20g

5 剂，水煎服。

【师傅批改】脉症同上。

证属：肾阴亏，心火旺。

法宜：泻南补北。

方宗：黄连阿胶鸡子黄汤。

    黄连 10g   熟地黄 18g 白芍 15g 黄芩 10g

    阿胶 15g（烊化）鸡子黄 2 个 败酱草 18g

7 剂，水煎服。

【师傅诊治】3 月 1 日二诊：心悸、手抖、汗出均明显减轻，带下量减少。

脉寸滑数，尺弱。

宗上方 7 剂，水煎服。

按：寸脉滑数，上焦热盛可知，病位可在心、肺、头目、颈项、胸背，如何辨别？平脉辨证不仅据脉，还要四诊合参。寸脉滑数，参考四诊，主诉为心悸、汗多，可知病位在心，断为心火旺。而尺弱，则主肾虚，方选黄连阿胶鸡子黄汤。

《伤寒论》第 303 条曰："少阴病，得之二三日以上，心中烦，不得卧，黄连阿胶汤主之。"此为少阴热化，肾水亏，心火旺。心火旺，上扰于心则心悸，汗为心之液，心火旺则汗出多。肾水亏，肾失封藏，故带下量多，治以黄连阿胶鸡子黄汤。肾水足，心火降，心肾交通诸症得瘥。

寸旺可见于多种情况。如：①寸脉数盛，按之有力，此为心经实火，当清泻心火，如泻心汤、栀子豉汤；②寸旺数，关尺沉而燥数，此为郁火上攻，当清透郁火，如新加升降散、泻青丸；③寸脉浮数大，尺脉沉细数，或寸浮大而有劲象，此为肾水亏，阴虚不能制阳，法当滋阴潜阳，如三甲复脉汤；④寸滑数盛且按之有力，尺沉细数，此为肾水亏，而心火旺，法当泻南补北，滋阴降火，如黄连阿胶汤；⑤寸脉浮大，按之无力，尺脉沉细无力，此为肾阳虚，格阳于上，法当引火归原，如白通加猪胆汁汤或张锡纯之来复汤。

例四十八：肝热（心悸）

【学员诊治】张某，男，61岁，石家庄市人。2014年5月23日初诊：间断性心悸发作八九年，曾做心脏造影显示冠状动脉轻度狭窄，双侧手掌鱼际处红，即刻血压150/80mmHg。

脉弦数劲。舌红。

证属：肝热。

法宜：清肝热。

黄芩10g	栀子12g	当归9g	甘草6g
龙胆草6g	大黄6g	生地15g	

【师傅批改】脉弦数劲大。

上方改黄芩为12g、栀子为15g。加黄连12g、生石膏30g。

7剂，水煎服。

至2014年6月27日，一直以上方加减治疗，心悸已不发作，手掌红已褪。

脉仍弦滑略数，继以上方加减。

按：心悸可由多种原因引起，或为阴、阳、气、血不足，或为火热、瘀血、痰食、寒邪、风邪等邪扰动，仅凭这一个症状难以判断。因此脉诊在诊治过程中起决定性的作用。此案学生诊脉为弦数劲，断为肝热化风扰心，本不为错，师傅加一"大"字，脉大是其脉体宽大且有力。首先脉大提示病进，《素问·脉要精微论》曰"大则病进"。其二脉大是邪热盛的表现。脉乃气血鼓动之象，邪热盛，鼓荡气血行于脉中，气血壅盛，故脉大。故加大黄芩、栀子的用量，并加入黄连、石膏以清热泻火。

在一个处方中，药物用5g、10g还是15g？需要临床根据实际情况判断。如何判断？疾病的轻重程度是个既模糊又明确的概念，说它模糊，是因为难以量化；说它确切，是指医者必须明确疾病的轻重，以指导用药。不明确病情的轻重，就无法确定适当的药物及剂量，病重药轻不行，病轻药重也不行。临床判断疾病的轻重程度，师傅是以脉来定的。如脉越数实有力，热越重，反之则热轻。此案脉弦数劲大为热重，用药宜重，量宜大。

例四十九：肝阳虚馁，升发不及（更年期综合征）

【学员诊治】宋某，女，49岁。2013年8月5日初诊：他人声高则烘热汗出，以头面、后背为甚。闻声响易惊，左肩胛处疼痛、紧、冷，冷透至前胸。颠顶胀痛，易怒，生气后气聚胸中，上冲至颠，畏寒，气短，时头昏，视物不清，食后腹胀，如扣锅。手指关节变形，疼痛，膝、髋关节痛，感受风、寒、湿、热则加重。风湿、类风湿检验（-）。

小便难下，点滴而出，小便时间长达 15 分钟左右，少腹胀。纳可，大便干，1~2 日一行。停经 6 个月。

脉弦减兼濡滑。舌稍红，苔可。

证属：肝阳虚馁，升发不及。

法宜：温振肝阳，升清。

方宗：乌梅丸。

炮附子 12g（先煎）	桂枝 12g	白芍 12g
乌梅 10g	干姜 6g	吴茱萸 6g
黄柏 5g	细辛 6g	党参 10g
炙甘草 7g	川椒 5g	当归 12g
黄连 6g	生姜 5 片	山茱萸 15g

7 剂，水煎服。

【师傅批改】可。

【学员诊治】8 月 19 日二诊：上症均减，时心慌，易生气。

脉弦细减。舌尚可。

宗上方。嘱其规律用药。

【师傅批改】上方加生黄芪 12g、煅龙骨 18g（先煎）、煅牡蛎 18g（先煎）、浮小麦 30g。

7 剂，水煎服。

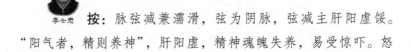

李士懋　　**按**：脉弦减兼濡滑，弦为阴脉，弦减主肝阳虚馁。"阳气者，精则养神"，肝阳虚，精神魂魄失养，易受惊吓。怒

则肝郁，相火内郁，郁而化火，故怒则气循经聚于胸中，上冲至颠。相火动则热，因而他人声高则烘热汗出，头面、后背汗多；"阳气者，柔则养筋"，肝主筋，阳虚不能温煦筋脉骨节，故左肩胛处疼痛、紧、冷，透至前胸。阳虚肌表不固，故不耐风寒湿热；肝阳虚，升发不及，故颠顶胀痛，畏寒，气短，时头昏；肝阳虚馁，疏泄不及，气化为之不利，则小便点滴难出；肝虚不能助脾，故脾运胃纳受限，故食后腹胀，如扣锅；肝虚冲任不得盈满，因而停经。予以乌梅丸温振肝阳，加吴茱萸增强温肝之效，加芍药甘草汤及山茱萸助乌梅、当归补肝之体。

二诊脉弦细减，肝阳、肝气不足，故时心慌，易生气。师傅在前方中加生黄芪、煅龙骨、煅牡蛎、浮小麦，以补心肝，收敛止汗，意取甘麦大枣汤，甘缓补肝之急，益心脾而养神。

任何症状和体征的出现都有必然的生理和病理基础。我们在临证之时，会有很多症状不能解释，只有努力研读经典，学习各家之长，才能理解一二。由此可知做一"明医"是何等之难。

例五十：脾气虚（咽中有痰）

【学员诊治】曹某，女，22 岁，河北经贸大学学生。2014 年 4 月 25 日初诊：咽中有痰 10 年。

脉弦细滑减。舌淡白。

证属：脾虚夹痰。

法宜：健脾化痰。

方宗：六君子汤。

党参 12g　　茯苓 15g　　炒白术 12g　　炙甘草 6g

陈皮 6g　　清半夏 10g　　桔梗 10g

【**师傅批改**】症同上。

脉弦细滑减，寸弱。

上方加黄芪12g、升麻6g。

7剂，水煎服，日1剂。

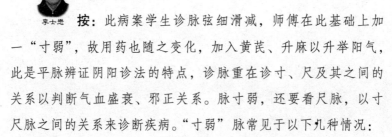

李士懋　　**按**：此病案学生诊脉弦细滑减，师傅在此基础上加一"寸弱"，故用药也随之变化，加入黄芪、升麻以升举阳气，此是平脉辨证阴阳诊法的特点，诊脉重在诊寸、尺及其之间的关系以判断气血盛衰、邪正关系。脉寸弱，还要看尺脉，以寸尺脉之间的关系来诊断疾病。"寸弱"脉常见于以下几种情况：

（1）阳弱尺弦：此气（阳）虚，阴寒盛，法当益气温阳，方宜补中益气汤加附子、干姜或苓桂术甘汤加附子、桂枝人参汤等。

（2）阳弱尺滑或细数：此气（阳）虚，肾水亏，法当益气升阳滋肾水，方宜补中益气汤加熟地黄、山茱萸等。

（3）阳弱尺劲数或动数：此气虚清阳不升，肾阴亏阳亢，法当益气升阳合以滋肾水潜敛浮阳，方宜补中益气汤合大补阴丸加减。

（4）阳弱关尺滑数：此气虚相火旺，法当益气升阳兼泻相火，方宜补中益气汤加知母、黄柏或加栀子、黄芩、龙胆草之属。

（5）阳弱尺弱：此气虚清阳不升，肾气虚，法当益气升阳兼补肾气，方宜补中益气汤合右归丸加减。

（6）单纯阳弱：此气虚，清阳不升，法当益气升阳，常加入黄芪、升麻、柴胡、羌活、葛根、防风等升清阳之品。

例五十一：郁热案

【学员诊治】郝某，女，26岁，石家庄市人。2013年11月9日初诊：夜身冷、手足凉两年余，冬季明显，喜暖，月经量少，2日净，色暗有血块，行经小腹凉，末次月经10月28日，痤疮满颜，下颌重，经前加重，便秘，2日1行。

脉沉滑数。

证属：郁热。

法宜：清透郁热。

方宗：升降散。

僵蚕12g　　蝉衣7g　　栀子12g　　姜黄10g

大黄5g　　紫草18g　　蒲公英30g　　连翘15g

7剂，水煎服。

【师傅批改】同意学员的诊治。

【学员诊治】11月16日二诊：经后手足凉减轻，大便正常，痤疮如前。

脉弦濡滑数。舌暗少苔。

证属：肝经湿热。

法宜：疏肝清湿热。

方宗：四逆散合白头翁汤。

柴胡8g　　枳实6g　　白芍8g　　炙甘草5g

白头翁10g　　黄芩8g　　羌活8g　　生蒲黄10g（布包）

【师傅批改】 于学员方中再加紫草18g、土茯苓12g、皂刺9g、连翘18g。

14剂，水煎服。

【学员诊治】 12月7日三诊：手足凉好转，月经量增多，经行4日，痤疮除下颌外已无新生，现口干，便干。

脉弦滑濡数。舌暗红，少苔。

黄连6g	黄芩10g	牛蒡子10g	甘草3g
栀子10g	桔梗10g	元参10g	板蓝根10g
柴胡9g	竹叶3g	升麻6g	僵蚕10g
连翘10g	薄荷3g	白芷6g	皂刺15g
薏苡仁30g			

14剂，水煎服。

按：初诊一派阳虚寒凝之象，然诊其脉沉滑数，此为热盛于内，鼓荡气血外越之象。既是热盛于内，为什么表现为阴寒之象呢？盖因气机闭塞，阳气为之郁闭于内，不得外达。李中梓云："此证虽云四逆，必不甚冷，或指头微温，或脉不沉微，乃阴中涵阳之证，唯气不宣通，是为逆冷。"故治宜祛其壅塞，展布气机。方用升降散加清热凉血之品，兼治痤疮。

《伤寒瘟疫条辨》中升降散"以僵蚕为君，蝉蜕为臣，姜黄为佐，大黄为使，米酒为引，蜂蜜为导，六法具备，而方乃成。僵蚕味辛苦气薄，喜燥恶湿，得天地清化之气，轻浮而升阳中之阳，故能胜风除湿，清热解郁，从治膀胱相火，引清气上朝于口，散逆浊结滞之痰也；蝉蜕气寒无毒，味咸且甘，为清虚之品，能祛风而胜湿，涤热而解毒；姜黄气味辛苦，大寒无毒，祛邪伐恶，行气散郁，能入心脾二经，建功辟疫；大黄味苦，大寒无毒，上下通行，亢盛之阳，非此莫抑；米酒性大热，味辛苦而甘，令饮冷酒，欲其行迟，传化以渐，上行头面，下达足膝，外周毛孔，内通脏腑经络，驱逐邪气，无处不到；蜂蜜甘平无毒，其性大凉，主治丹毒斑疹，腹内留热，呕吐便秘，欲用其清热润燥之性，而自散温毒也。盖取僵蚕、蝉蜕，升阳中之清阳；取姜黄、大黄，降阴中之浊阴，一升一降，内外通和，而杂气之流毒顿消矣"。

二诊脉弦濡滑数，为肝郁兼有湿热之象，故治以疏肝解郁，兼清湿热，用四逆散合白头翁汤。

四逆散方中取柴胡入肝胆经，升发阳气，疏肝解郁，透邪外出；白芍敛阴养血柔肝，与柴胡合用，以补养肝血，条达肝气，可使柴胡升散而无耗伤阴血之弊；枳实理气解郁，泄热破结，与柴胡为伍，一升一降，加强舒畅气机之功，并奏升清降浊之效；甘草调和诸药，益脾和中。综合四药，共奏透邪解郁，疏肝理脾之效，使邪去郁解，气血调畅，清阳得升，四逆自愈。白头翁、黄芩清肝经湿热。师傅加紫草、土茯苓、皂刺、连翘以清热凉血解毒、软坚散结治痤疮。

三诊症状好转，脉仍有湿热郁闭之象，故用清热散郁之品以善后。

例五十二：肝阴虚阳亢（腹胀）

【学员诊治】 母某，女，79 岁。2013 年 10 月 12 日初诊：胃腹部胀气二十余年，心下痛，按之加重，揉之有水声，矢气多，不臭，大便 2～3 日一行，便难解，但成形，每夜间 10 点入睡，12 点～2 点胀甚则醒，午后亦胀痛，不喜凉硬，食欲可，口干不喜饮。平素畏寒，手足冷，高血压病 10 年，即刻血压 145/70mmHg。

脉弦拘，左减。舌暗。

证属：阳虚寒凝。

法宜：温阳散寒。

方宗：真武汤。

炮附子 15g（先煎）　　炒白术 10g　　茯苓 15g

白芍 10g　　麻黄 6g　　细辛 6g　　干姜 8g

【师傅批改】 脉寸关浮弦硬涌，尺沉弦。

证属：阴虚阳亢化风，夹瘀。

方宗：三甲复脉汤加息风药。

龙骨 30g（先煎）　　熟地黄 12g　　蜈蚣 10 条

地龙 15g　　赤芍 12g　　山茱萸 12g

生地黄 12g　　　　　　阿胶 12g（烊化）

生牡蛎 30g（先煎）　　生鳖甲 30g（先煎）

生龟板 30g（先煎）

7 剂，水煎服。

【学员诊治】10 月 19 日二诊：患者服药后腹胀减轻，心下痛未减，大便每日 1 次，偏稀，仍畏寒，手足凉。

脉左弦减，尺滑；右浮弦硬涌，尺弱。

上方加山药 15g、巴戟天 10g、菟丝子 20g。

7 剂，水煎服。

【师傅批改】于 10 月 12 日方加山药 15g、炙甘草 8g。

12 月 12 日电话回访：胃腹胀基本已愈，现已无明显不适。

按：脾主腹，腹胀乃脾失运化，或因脾虚，或因脾气壅滞。经云："五脏六腑皆令人咳，非独肺也。"推而广之，五脏六腑皆能令人腹胀，非独脾也。然凡影响脾运化功能皆可出现腹胀的病症。故腹胀不能仅治脾，治病必求其本，要看什么影响了脾的运化，去除病因，疾病才能痊愈。

《删补名医方论》谓："肝为木气，全赖土以滋养，水以灌溉。"《血证论》曰："木之性主疏泄，食入于胃，全赖肝木之气以疏泄之，而水谷乃化。"可见肝需脾胃所生水谷之气的濡养，而肝之疏泄的功能可助脾胃运化。

此案，脉浮弦而硬涌，乃是阴虚阳浮，肝阳上亢而化风之脉。肝主藏血，主疏泄，体阴而用阳，如肝阴虚阳亢，肝失所养，故而疏泄失常。肝失疏泄可致脾失健运，可见纳呆、便溏、腹胀满等。此病例中，腹胀、腹泻、寐差，均属肝阴虚肝亢，肝疏泄太过所致。法当滋阴潜阳，予三甲复脉汤合镇肝熄风汤，

李士懋

滋补阴水，潜镇浮阳，使肝复其条达之性，脾得肝助而运，则腹胀自除。

例五十三：气滞火郁（心悸）

【学员诊治】王某，女，45 岁。2014 年 1 月 17 日初诊：3 年前出现阵发心悸，左胸下痛，左背痛，有时憋闷，深吸气则舒，足凉，汗出，耳鸣，每年春季咳嗽，夜咳无痰，纳可，寐安，便调。

脉沉细数。

证属：心阴虚。

法宜：养心阴。

方宗：炙甘草汤。

炙甘草 12g　　桂枝 9g　　生地 18g　　生姜 6 片
党参 12g　　麦冬 9g　　阿胶 12g（烊化）

【师傅批改】脉沉细数。舌暗，嫩红，齿痕。

证属：气滞，火郁，夹瘀。

法宜：理气，透达郁热，佐以活血。

方宗：四逆散合升降散、血府逐瘀汤。

柴胡 9g　　僵蚕 12g　　桃仁 12g　　　　红花 12g
枳实 9g　　蝉衣 8g　　蒲黄 12g（包煎）　赤芍 12g
姜黄 10g　　五灵脂 12g　　炙甘草 7g　　大黄 4g
丹参 15g

7 剂，水煎服。

【学员诊治】1月25日二诊：心悸发作次数减少，左胸背痛、耳鸣、足凉如前，劳累后加重，气短，善太息，21点后咳嗽，食后减轻，右大腿外侧凉，畏寒。药后大便稀，每日2~3次。

脉沉紧数急。舌有齿痕，苔白。

证属：寒凝气滞，热郁。

上方加麻黄6g、细辛5g。

14剂，水煎服。

【师傅批改】佳。

【学员诊治】2月21日三诊：药后多梦，入睡难，心悸发作次数较上次减少，活动后及夜间仍有加重，咳嗽减轻，右大腿凉，畏寒，足汗出减轻3/5，头晕、头昏。

脉同上。

上方炙甘草改为12g；加郁金12g、升麻6g。

【师傅批改】脉沉弦细小数而拘紧。舌稍暗，有齿痕。

证属：血虚，寒凝。

法宜：养血，通经散寒。

方宗：当归四逆汤合桂甘姜枣麻辛附汤。

桂枝12g	白芍12g	当归12g	炙甘草10g
细辛6g	干姜7g	大枣7枚	麻黄6g
炮附子12g（先煎）		生龙骨30g（先煎）	
生牡蛎30g（先煎）		炒枣仁30g	

14剂，水煎服。

平脉辨证传承实录百例（二）

【学员诊治】3月8日四诊：心跳白天减慢，胸前痛、背沉如前，偶咳嗽，仍足汗出，大腿凉，头晕头沉，夜间心悸。

脉沉弦细数急，尺脉拘。

予1月17日方，14剂，水煎服。

【师傅批改】同意学员的诊治。

【学员诊治】3月22日五诊：停氨氯地平后舒张压高，头晕，心跳正常，胸前不痛，背沉不著，偶咳嗽，仍肢凉汗出，大腿已不凉，建议继服氨氯地平每日1/2片。

脉沉弦细躁数急。舌暗，有齿痕。

柴胡9g	僵蚕12g	桃仁12g	红花12g
天麻15g	枳实9g	蝉衣8g	蒲黄12g
钩藤15g（后下）	赤芍12g	姜黄10g	五灵脂12g
白芷7g	炙甘草12g	大黄4g	丹参15g
川芎7g	蜈蚣10条	全蝎10g	

【师傅批改】脉沉弦劲躁数急。

证属：阴虚，阳亢化风，热郁夹瘀。

学员方去柴胡、枳实、蒲黄、五灵脂、白芷、川芎；加熟地黄15g、山茱萸18g、白芍18g、炒枣仁30g、生龙骨30g（先煎）、生牡蛎30g（先煎）、生鳖甲30g（先煎）、生龟板30g（先煎）。

【学员诊治】4月7日六诊：头已清爽，仍心悸，大便稀，每日2~3次，自测血压140/95mmHg。

脉沉弦细数急。

上方加山药15g。

14剂，水煎服。

【师傅批改】：同意学员的诊治。

【学员诊治】4月25日七诊：头已不沉，心悸已止，背不痛，大便仍稀，每日2~3次，血压130/95mmHg，偶尔微有烦闷感。

脉细数急。舌暗，有齿痕。

上方14剂，水煎服。

【师傅批改】同意学员的诊治。

【学员诊治】5月9日八诊：服药后已无不适，即刻血压140/100mmHg。降压药已减半。

脉沉弦细数涩。舌暗。

上方加蒲黄12g（包煎）、五灵脂12g。

14剂，水煎服。

按：一诊时，师傅论脉弦细数，但只差一急字，证候就完全不同，正所谓失之毫厘，谬以千里。脉弦细数为阴虚火旺，而数急则为火郁于内，有向外攻冲之势。因气机郁滞，血脉受阻，郁而化火，火性炎上，欲挣脱束缚而外达，故而数急。舌暗是有瘀之象。因气机郁滞，脉络受阻，气血运行不畅，不通则痛，故出现左胸下痛，左背痛，有时憋闷，太息。热扰心神则心悸，阳气郁于内，不得外达则足凉，夜咳无痰为瘀血阻于肺络。故用四逆散合升降散发散郁热，宣畅气机，用血府逐瘀汤化瘀血。

二诊时因脉紧而加发散寒邪之药。紧为寒凝，数急为热郁，此为寒热错杂之证，故寒热并用。

三诊时脉虽小数，但已不急，为郁热已去，血虚之象显，故而改方以养血通经散寒。

四诊又见热象，故改用初诊时清透郁热之方。

五诊时脉劲，为阴虚化风之象，故去温燥伤阴之品，加养阴生精潜镇之物。

六诊因大便稀，故加山药以健脾实大便。

综观此患者治疗的全过程，有时清热，有时温散，其依据是脉象，有是脉即用是法。治疗是一动态过程，师傅称为"恒动观"，而非僵死套路，一方直守到底。

例五十四：气虚（浮肿）

【学员诊治】王某，女，51岁。2014年7月5日初诊：颜面及双下肢水肿，手肿二十余年，时轻时重。现疲劳，易饥，饥饿时心悸，头晕，记忆力减退。即刻血压140/100mmHg。

脉弦滑减。舌可。

证属：脾虚痰盛。

法宜：健脾化痰升清。

方宗：升阳益胃汤。

党参 12g	炙甘草 8g	羌活 8g	黄芪 15g
独活 7g	白术 12g	清半夏 30g	黄连 6g
柴胡 6g	防风 10g	茯苓皮 30g	陈皮 6g
白芍 12g	泽泻 30g		

【师傅批改】茯苓改茯苓皮，加桂枝 12g。

7 剂，水煎服。

【学员诊治】2014 年 7 月 12 日二诊：症状未见改善。

脉沉滑减，右寸弦。舌红齿痕，苔薄白。

法宜：健脾祛湿利水。

方宗：防己茯苓汤。

防己 10g	黄芪 30g	茯苓皮 30g	白术 15g
泽泻 20g	防风 8g	桂枝 15g	炙麻黄 8g
杏仁 3g			

7 剂，水煎服。

【师傅批改】脉右寸弦。同意学员的诊治，改杏仁为 10g。

【学员诊治】7 月 18 日三诊：水肿已除，疲乏加重，头晕如前。

脉弦滑数，沉取尺不绝，右寸旺，左寸减。

上方加滑石 15g（包煎）、石膏 20g。

7 剂，水煎服。

【师傅批改】同意学员的诊治。

【学员诊治】8月2日四诊：停药7日，颜面双手水肿时发时止，体力增，头晕未作，阵发心悸，饥饿时心悸未作，烘热汗出。

脉弦滑数减，左尺沉弦拘。舌红，齿痕，苔白。

于7月12日方加仙灵脾12g、知母6g、浮小麦30g。

【师傅批改】脉弦滑数，左尺沉弦拘。

去仙灵脾、知母、浮小麦。加细辛7g、炮附子12g。

7剂，水煎服。

药后水肿未作。仍继续巩固治疗。

按：水肿的发生与五脏功能失调有关，而肺、脾、肾三脏尤为重要，肺失宣降，不能通调水道；脾失健运，不能运化水湿；肾失气化，不能开合启闭，都可引起水液潴留，形成水肿。肺主皮毛，司腠理开合，发汗即可宣发肺气；肺为水之上源，且与大肠相表里，大肠通畅又有助于肺气的宣发；肾主水，而为胃之关；利小便主要与肾的气化功能相关。因此"开鬼门，洁净府"是调整脏腑功能，促进水液代谢以消除水肿的有效方法与途径。张仲景《金匮要略》中提出"腰以下肿当利小便，腰以上肿当发汗乃愈"。

初诊脉弦滑减，弦滑为水湿痰饮之脉，减为脾虚，故而用健脾祛痰湿之升阳益胃汤，茯苓皮利水作用强于茯苓，故而将茯苓改为茯苓皮，又加桂枝以温阳化气，有"病痰饮者，当以温药和之"之意。

二诊脉学员诊脉为沉滑减，仍是脾虚湿盛之脉，以健脾祛湿利水之法，用防己茯苓汤加白术、泽泻以增强健脾祛湿之力，因风能胜湿，又能升发脾阳，故加防风。遵《医宗金鉴》"上肿多风宜乎汗，下肿多湿利水泉"而加麻黄8g、杏仁3g。之所以只用杏仁3g是考虑虚证不可宣散太过。师傅评价麻黄杏仁用得很好，但不是辨证用的，因没有摸出"右寸弦"。右寸弦为肺气郁闭，故将杏仁改为10g。药后效如桴鼓，水肿消失。综观二诊之方，实为防己茯苓汤与麻黄汤合方。

由此病例可见脉诊在治疗中的重要作用。我们知道水肿的机理，知道它与肺脾肾相关，但不能把治疗水肿的药都用上，是治脾、治肾还是治肺要根据脉来定夺。如没有体会出右寸的弦象，就不知道麻黄、杏仁是否真的该用及用量多少。

例五十五：阳虚阴火（阴道炎）

【学员诊治】：张某，女，26岁。2013年11月30日初诊：产后4个月，阴道炎，产时侧切引起红肿痛，用西药洗后现已不痛。现外阴红，带下多，色淡黄，有异味，大便干，小便可。

脉濡数。舌尖红，苔少。

证属：下焦湿热。

法宜：清热利湿。

方宗：八正散。

川木通3g	车前子10g	萹蓄10g
滑石10g（包煎）	生甘草8g	连翘6g
瞿麦10g	栀子10g	酒大黄3g

【师傅批改】脉弦，沉取阳减尺弦。

证属：阳虚，阴寒上乘。

方宗：补中益气汤加温阳之品。

生黄芪12g	党参12g	茯苓15g	炮姜6g
白术10g	当归12g	柴胡9g	升麻7g
肉桂6g	炮附子12g（先煎）		

3剂，水煎服。

【学员诊治】12月2日二诊：带下减少2/5。红、痒亦减轻，异味除，服第1剂药脸红，服第2剂药面色恢复正常，药仍剩余一剂半。

脉弦稍数减，尺弦已不著。

上方去炮附子，加五灵脂10g。

【师傅批改】上方7剂。

【学员诊治】12月7日三诊：服药1剂半后症状大减。

脉弦略数，按之减。

上方加薄荷9g，炮附子减为6g。

【师傅批改】上方加蛇床子15g。

7剂，水煎服。

李士懋　　按：阴道炎一般认为湿热者为多，脾虚者次之。且外阴红，红为火热的颜色，且伴有肿痛，更为实热证提供了依据；带下色黄有异味也是湿热的表现。如果只看症状很容易认为是湿热下注。学员诊脉濡数也支持湿热的诊断，故方用八正散。

师傅诊脉为弦脉，沉取阳减尺弦。脉象虚实的判断以沉取为标准。因沉候为本，沉候为根，沉候的有力无力才能真正反映脉的虚实。阳减为上焦气虚，尺弦为下焦寒盛。阳气虚阴寒盛何来火热之象？此乃土虚不能制水，肾属水，此水代表了肾的全部功能，土虚不能制肾水，水气可泛滥，土虚不能制约肾中之火，虚火上浮而显火热之象，治疗应培土制水，如尤在泾所言"土厚则阴火自伏"。故于补中益气汤中加附子、肉桂以温阳。此外阴红、带下多、色淡黄、有异味、大便干为阳气虚，阴火走窜外阴。

二诊学生认为尺弦已不著，故去附子，大概是认为病久多瘀，故加五灵脂。师傅认为尺弦已不著是阴寒渐解，但仍未全除，故仍服上方。

三诊脉弦略数，按之减，学员认为脉已略数，阳已复，故减附子量，加薄荷以发散郁热。师傅认为脉虽略数，但按之减，此为阳虽复，但仍未盛实，故仍用上方，加蛇床子以祛风除湿止痒。

通过此医案使我们懂得对脉的变化要有正确的理解，不能空穴来风，凭空臆测。学习的过程是脚踏实地的追求真理的过程，要静下心才能得真知。

第三章　识病机，精准选方用药

　　师傅虽倡导平脉辨证，但不唯平脉论。中医的精髓是思辨，是一种动态的辨证论治观。脉诊是我们打开中医药大门的一把钥匙，而非全部，也就是说脉诊是中医研究疾病、认识疾病、解决疾病的工具，而且是非常有力的好工具，运用好这个工具，我们才能进入中医的大门。进入大门，我们如何能把疾病治疗得更好？必须在学好脉诊的基础上，全面掌握辨证论治方法。这就要求我们熟读经典及名家著作，亲临证，善体悟，学习理、法、方、药诸方面，方能提高临床水平，达到较高的中医境界。师傅对于方药的应用会仔细甄别，对方剂的差别、药量大小以及服药方法也都有独到的体会。从以下病例中我们可以学习如何全面掌握辨证论治的方法，以防陷入唯平脉论或脉方相应的套路中。

例五十六：虚风萌动（头昏、高血压）

　　【学员诊治】赵某，男，44 岁。2014 年 4 月 18 日初诊：头昏，耳鸣，左颊、舌尖及左小指发麻，双下肢发空、自觉热烫已 1 年，午后困乏，大便不成形，有小便不尽感。经省人民医院查颅脑核磁未见异常，高血压病史 5 年，最高血压可达 160/120mmHg。即刻血压 146/100mmHg。

脉弦滑，沉取涩而减。苔薄腻，唇暗。

证属：气虚血瘀，虚风走窜。

法宜：益气活血息风。

方宗：补阳还五汤。

生黄芪 120g	当归 12g	川芎 8g	桃仁 12g
红花 12g	赤芍 12g	怀牛膝 10g	地龙 15g
鸡血藤 18g			

7 剂，水煎服。

【师傅批改】上方加全虫 10g、蜈蚣 10 条。

【学员诊治】4 月 25 日二诊：诸症减轻 40%，现头昏，左听力减轻，腿发空，乏力甚。即刻血压 130/80mmHg。

脉弦滑减。苔薄腻，唇暗。

上方继服。

【师傅批改】上方蜈蚣改为 15 条；加天麻 15g。

7 剂，水煎服。

【学员诊治】5 月 3 日三诊：颊、指麻几除，尿不尽感几无。现尚头昏，左耳听力下降，腿困，即刻血压 130/80mmHg。

脉弦滑减。舌苔薄腻，舌暗。

证属：气虚夹痰瘀，虚风萌动。

法宜：益气升阳，佐以活血化痰息风。

党参 12g	白术 12g	黄芪 150g	清半夏 10g
陈皮 6g	茯苓 10g	泽泻 15g	防风 10g

羌活 7g	独活 7g	柴胡 6g	白芍 12g
当归 12g	葛根 18g	鸡血藤 20g	升麻 6g
天麻 15g	全虫 10g	蜈蚣 15 条	炙甘草 6g

7 剂，水煎服。

【师傅批改】可。

【师傅诊治】5 月 9 日四诊：颊、指麻、尿不尽已除，头昏减 1/3，腿空减半，听力无明显改善，脚外侧显痛，血压同上。脉弦滑减，苔薄腻。

因患者将出国工作，故将上方 10 剂为 1 料，研粉，嘱患者每次服 1 匙，1 日 2 次。

按：（1）何以诊为气虚风动？脉弦且头昏耳鸣，颊、舌、指麻，此为风动之象。缘何为风动？经脉赖气以煦之，血以濡之。今脉弦减，且无明显之寒象，故断为气虚；脉涩，乃血虚。气血两虚，经脉失于温煦濡养，症见指、舌、颊麻，故诊为虚风萌动，经脉失柔而弦，且血压升高。方用补阳还五汤合止痉散，补气活血，解痉息风。

（2）何以重用黄芪？《神农本草经》曰：黄芪主大风，补虚。气虚生风者，黄芪主之。何以知为气虚之风？以其脉无力或减也。

再者，蜈蚣、全虫搜风剔络、解痉，借黄芪之升发托举，可直达颠顶。高血压可因血管痉挛，外周阻力增高所致，若中医辨证属气虚者，以黄芪配蜈蚣、全虫，常可获佳效。

（3）不虑蜈蚣有毒吗？师傅从医以来，经常用蜈蚣，多者达80条，未曾见中毒者。曾亲自以蜈蚣10条研粉，一同吞服，头脑倍觉清爽，仅有点草腥味而已，未见毒性。师傅用蜈蚣取大者，从不去头足。

（4）既为气虚风动，已大量用黄芪，何以头昏不除？头为至颠，唯风可到，欲清阳上达于颠，当佐以风药，鼓舞清阳上达。学员于三诊中加羌活、防风、葛根、升麻、柴胡等甚是。

例五十七：郁热（心悸）

【学员诊治】黄某，女，38岁。2013年12月14日初诊：夜间3~4点时心跳加快，心悸。晨起咳嗽，咽痛流涕，怕冷，喜热饮，便溏，日四五次，经期偶腹痛。西医诊断：室性早搏。

脉沉躁数，寸旺。舌暗，有瘀点。

证属：郁热上攻。

法宜：清透郁热。

方宗：新加升降散。

僵蚕12g	蝉蜕8g	姜黄10g	大黄6g
连翘15g	山栀12g	淡豆豉12g	

3剂，水煎服。

【师傅诊治】12月16日二诊：药后未见凌晨心悸现象，咳嗽、咽痛、流涕亦减，便溏仍四五次，今行经第1天，觉怕冷，多梦。

脉濡滑数，寸旺。

证属：湿热郁遏。

方宗：葛根芩连汤合升降散。

葛根 15g	黄芩 8g	黄连 8g	僵蚕 12g
蝉蜕 7g	姜黄 10g	大黄 6g	栀子 8g
淡豆豉 12g	橘皮 8g		

4 剂，水煎服。

断续服药四十余剂，且服药期间出现 2 次感冒，随证用药至 5 月 17 日，已无不适，心悸未作。

按：心悸，脉沉躁数且寸旺，乃郁热上扰，心神不宁所致。何以凌晨寅时发作？盖此乃阳升之时，引动郁热，致心悸发作。咳嗽、咽痛、流涕等，皆因郁热上熏于肺使然。其便溏者，因郁热下迫大肠所致。诸症虽异，然病机一也。《内经》云："火郁发之。"故选用升降散，清透郁热。便溏日四五次，大黄可用否？可用。因为此便溏，乃郁热下迫所致，大黄荡其郁热，热除便溏当自止。然药后利未止，二诊又合葛根芩连汤，升提清热。其间断断续续，又感冒 2 次，随证用药，郁热除而心悸止。

例五十八：气虚生风（抽动症）

【学员诊治】邵某，男，5 岁。2014 年 6 月 24 日初诊：近 2 个月频繁眨眼，蹙眉，耸鼻，努嘴，注意力不集中，易发脾气。自幼乏力食少，4 月底曾患感冒发热，1 周后出现易累，小便频数，易感冒。西医诊断为多动症。

脉弦细减。舌嫩红，苔花剥。

证属：脾肾两虚，虚风内动。

法宜：补肾益脾，息风。

方宗：可保立苏汤。

生黄芪 30g	炒枣仁 15g	当归 6g	党参 10g
补骨脂 5g	白术 6g	白芍 6g	炙甘草 3g
山茱萸 9g	枸杞 9g	山药 9g	鸡内金 9g

【师傅批改】上方加全虫 9g、蜈蚣 10 条、天麻 12g。改黄芪为 50g。

上方共服 28 剂，黄芪增至 70g，眨眼等症基本消失。继服 14 剂，以固疗效。

按：小儿多动症，临床较常见，因其脉弦细而减，故诊为气虚风动。可保立苏汤乃《医林改错》之方，方中补气血益脾肾，重用黄芪一两半，益气息风。

《神农本草经》谓"黄芪味甘微温，主大风"。肝风之因颇多，寒热虚实皆有，本证以脉减，故诊为气虚风动，予加全虫、蜈蚣，增其息风之力，效果更佳。

若小儿高热而抽搐，脉数急，只要按之脉弱者，可保立苏汤即可予之，往往药后脉静身凉抽搐止。若虽热退抽止，脉仍无力者，当继续予服之，直至脉起、面色红润方止，再观其脉证，随证治之。

5 岁小孩用蜈蚣 10 条，量重否？中毒否？无碍，我们屡用未见中毒者，且其搜风剔络、息风止痉之功效甚著。

例五十九：瘀血互阻（高血压）

【学员诊治】患者孙某，男，42岁，北京人。2014年5月16日初诊：患者高血压伴头晕十余年，平素血压170/110mmHg，即刻血压160/110mmHg，服用西药，具体药物不详。食可，寐可，多梦，腰酸，夜间为甚，活动后减轻。

脉沉涩。舌暗，边有瘀斑。

证属：瘀阻血脉，血行不畅。

法宜：化瘀通脉，活血息风。

方宗：血府逐瘀汤合软脉胶囊。

当归10g	生地10g	桃仁10g	红花10g
天麻15g	赤芍15g	枳壳10g	柴胡10g
川芎10g	桔梗10g	丹参15g	茯苓30g
土鳖虫10g	水蛭10g	葛根30g	地龙10g
姜黄10g	郁金10g	蜈蚣10条	全蝎10g
川断20g	王不留行30g		

【师傅批改】改地龙为15g、蜈蚣为15条。加川牛膝15g。14剂，水煎服。

【学员诊治】5月31日二诊：患者服药后血压140/90mmHg，服药期间腹泻。

脉沉涩。舌暗，边有瘀斑。

上方加：车前子15g（布包）、炮附子10g（先煎）、红景天15g。

14剂，水煎服。

【师傅批改】 同意学员的诊治。

按：高血压属多发病，常见病，对人体危害极大。西医对此病控制快速而有效，但多是治标，且需终身服药，难免致耐药性及不良作用。虽中医治疗此病有独特优势，然辨证需分寒热虚实，非几个固定的证型所能解决。气虚虚风萌动，阳虚阴寒上乘，血虚经脉失于濡润，阴虚经脉失于滋养，或阳亢而动，以及风、寒、火（热）、痰、瘀诸邪阻滞经脉，经脉失养均可引起血压升高。诸般因素，如何辨证？关键在于脉。

本案脉沉涩，涩脉为瘀血的典型脉象，沉主气，瘀血阻滞脉道，气机阻滞，故辨证为瘀阻血脉，血行不畅。以脉解舌，以脉解症，瘀阻而致舌暗，边有瘀斑，瘀阻血脉从而使外周血压增高，且血脉瘀阻，气不煦，血不濡，脉失濡养而硬化，亦能使血压增高。

软脉胶囊，由薛生白三甲散化裁而来，三甲散原为吴又可所立，经薛生白增删收入《湿热条辨》。原文曰："湿热证，七八日，口不渴，声不出，与饮食亦不却，默默不语，神识昏迷，进辛开凉泄，芳香逐秽，俱不效。此邪入厥阴，主客深受，宜仿吴又可三甲散、醉土鳖虫、醋炒鳖甲、土炒穿山甲、生僵蚕、柴胡、桃仁等味。"此阴阳交困，气阻血滞使然。方中蜈蚣、全蝎二药为止痉散，治疗痉证。此方用以息风解痉，此痉非抽搐之痉症，乃指血瘀阻滞血脉痉挛之痉，二者病机相通，故加大蜈蚣之量。加川牛膝以引血下行，血行畅达，气机通调，经脉舒缓，血压自降。（惜无随访）

平脉辨证传承实录百例（二）

例六十：气阴两虚（心悸）

【学员诊治】王某，男，44岁。5月24日初诊：患者心悸，神疲，发作已3年，酒后加重，此次发作伴加重1日，自觉右胁下有气1个月，大便量偶少，西医检查：心动过速，室性早搏。甘油三酯偏高（2.38mmol/L），高密度脂蛋白下降（0.94mmol/L）。

脉左弦滑减，关旺，右弦减。舌晦。

证属：气虚痰阻。

法宜：补气祛痰。

方宗：升阳益胃汤。

党参12g	白术10g	黄芪30g	黄连4g
清半夏18g	炙甘草10g	陈皮6g	茯苓18g
泽泻15g	防风12g	羌活7g	独活7g
柴胡6g	白芍12g	生姜4片	大枣4枚
桂枝12g	瓜蒌18g	薤白18g	

7剂，水煎服。

【师傅批改】

炙甘草汤主之。

炙甘草15g	生姜7片	党参12g	麦冬15g
桂枝10g	生地30g	阿胶12g（烊化）	大枣6枚

7剂，水煎服。

153

【学员诊治】5月31日二诊：心悸明显减少，右胁下有气减轻，大便稍稀。

脉弦滑减。舌晦。

上方桂枝改为12g，继续服用。

14剂，水煎服。

【师傅批改】脉弦滑，尺稍动。

予5月24日方加山茱萸15g。

【学员诊治】6月13日三诊：心悸发作次数增多，几乎每日发作，右胁下仍有气不适，大便稀。

脉弦滑减，尺动。舌晦。

上方加生龙骨30g（先煎）、生牡蛎30g（先煎）、银杏叶15g、红景天15g。

【师傅批改】脉弦细无力。

方药：

桂枝12g	白术10g	干姜7g	炙甘草9g
茯苓15g	党参12g		

14剂，水煎服。

【学员诊治】6月27日四诊：心慌减轻，右腹胀痛仍见，大便稀，日一行，口苦，晨起较重。

脉沉弦细减。舌可。

上方加生黄芪20g、郁金12g。

【师傅批改】于6月13日方加生姜12g、香附10g。

7剂，水煎服。

按:炙甘草汤出自《伤寒论》:"脉结代,心动悸,炙甘草汤主之。"以方测证,应适用于心阴阳两虚而偏阴不足。欲补阴血,必益气,于无形中生有形。故适用于心之气阴两虚者,推测脉当弦细数减,"动"乃阴虚阳搏之象。于原方中加山茱萸以滋阴养血,收敛浮阳,治疗心悸动。

三诊时,患者出现心悸加重,日日发作,师傅诊脉,弦细无力,无力则当以阳虚为主,过服阴柔之药阻碍阳气升发。心阳不振,加之阴柔之药阻碍,故而心悸增多,每日皆作。此时则以温振心阳为治法,选用桂枝人参汤。

中医治病的原则是必求其本,谨守病机。然真能做到这点并非易事,尤其在病情转折时更难,"效不更方""不效则更方"并非普适原则。若治疗已效,然病机变,则应该效亦更方。若一时未效,倘若病机未变,则当仍守原方。此时,最是对医者的考验。

例六十一:郁火(水肿)

【学员诊治】梁某,男,65岁,鹿泉市人。2012年12月31日初诊:患者夏季怕热,冬季则怕冷,全身发凉,饮热水则肠鸣,夜间眠时亦肠鸣,现下肢水肿(++),半月以来干呕,偶见眉棱骨痛,右侧膝盖至大腿根部麻、胀、痛、凉(2009年曾受外伤),夜间眠时盖两床被子仍觉凉,汗出多。

脉弦滑数涌。舌可。

证属：郁热。

法宜：清宣郁热。

方宗：升降散。

<table>
<tr><td>僵蚕 12g</td><td>蝉蜕 8g</td><td>姜黄 10g</td><td>大黄 6g</td></tr>
<tr><td>栀子 15g</td><td>豆豉 10g</td><td>连翘 30g</td><td>柴胡 10g</td></tr>
<tr><td>白芍 10g</td><td>枳壳 10g</td><td></td><td></td></tr>
</table>

7 剂，水煎服。

【师傅批改】同意学员的诊治。

【学员诊治】1 月 7 日二诊：患者腿肿已基本消退，晚间脚已不凉，上肢凉、头凉减轻，夜间盖两床被子和大衣，干呕已无。现太阳穴处痛，大便稀，日 2~4 次，仍肠鸣。喜热饮、热饭，食后腹泻，看电视自觉头晕、恶心。即刻血压 130/60mmHg。

脉弦滑数。舌可，苔中后部薄黄。

上方加炒白术 12g、云茯苓 15g、焦三仙各 12g。

【师傅批改】于 12 月 31 日方加生石膏 30g、知母 9g。

7 剂，水煎服。

【师傅诊治】2013 年 1 月 18 日三诊：患者左胸热。

脉弦数。

上方加生蒲黄 12g（布包）、赤芍 12g。

7 剂，水煎服。

【师傅诊治】1 月 28 日四诊：两肩至上臂发凉，其他症除。

脉弦滑数。

于 1 月 7 日方加防己 9g、川木通 6g。

4 剂，水煎服。

【学员诊治】2 月 4 日五诊：患者身体不觉冷，但手臂觉凉，手肿胀减轻，下肢肿明显减轻。

脉弦滑数。舌可，苔厚黄。

证属：湿郁热伏。

方药：

僵蚕 12g	蝉蜕 8g	姜黄 10g	大黄 6g
栀子 15g	淡豆豉 10g	连翘 30g	柴胡 10g
白芍 10g	枳壳 10g	防己 9g	川木通 6g
生石膏 30g	知母 9g	藿香 12g	佩兰 12g
海风藤 12g	丝瓜络 15g		

20 剂，水煎服。

【学员诊治】3 月 4 日六诊：腿不红肿，怕冷已去，晨起、饭后、活动后均汗出。近 3 日食后腹胀，手胀。睡一夜后，手胀消，起床后手复胀。饮食、饮水后肠鸣。

脉弦滑数。舌绛。

于 1 月 7 日方加防己 9g、川木通 8g、生蒲黄 12g、赤芍 12g、丹参 18g。

7 剂，水煎服。

【学员诊治】3 月 18 日七诊：手肿减轻，周身已热，左肩、两手腕部凉，腿已不肿，行走有力，右足踝痛，大便稀，日 2~3 次，量多，肛门痒痛。

脉右弦滑数大，左弦滑数。舌可，苔黄白，稍厚。

于 1 月 7 日方加云茯苓 15g、白术 10g、生姜 4 片、大枣 6 枚。

【**师傅批改**】于 12 月 31 方去柴胡、白芍，加黄连 12g、清半夏 10g、胆南星 10g、白芥子 10g、瓜蒌 18g。

7 剂，水煎服。

按：治水肿之法多为发汗利小便，使水湿去，此水肿何以诊为郁火？

病机十九条中："诸病胕肿，疼酸惊骇，皆属于火。"景岳之《类经》解释胕肿为浮肿，不无道理。水液要依靠气的展布而到达周身百骸，若火热内郁，气机郁滞，则水液不能正常升降出入，而致水液停留为湿为饮，而出现水肿。治疗之法是清透郁热，展布气机，给火热之邪以出路。

此案中脉弦数涌为内有郁火，气机不能畅达，故治以升降散清透郁热，《内经》谓"火郁发之"。升降散源于杨栗山《伤寒瘟疫条辨》。气机郁遏不达，升降出入不畅，阳气失其冲合之性，即郁而化热，主要核心为气机不达，郁滞。升降散中，僵蚕、蝉蜕升浮宣透，可透达郁热；姜黄善于行气活血解郁；大黄清热泻火，使里热下趋而解；柴胡、连翘、豆豉等皆有助于气的运行，周身之气机流通，郁热则解，气机流通，津液四布，则水肿自消。

例六十二：肝阳虚（结核性胸膜炎）

【**学员诊治**】马某，女性，35 岁，本市人。2011 年 6 月 25 日初诊：结核性胸膜炎 2 个月，口服利福平、乙胺丁醇、吡嗪酰胺等药，白细胞降低，现停药，用升白药，（现白细

胞从 $1.6×10^9$/L 到>$3.0×10^9$/L），食欲差，食管、胃脘部不舒，心情不畅，右侧胸膜现有少量积液，深吸气则痛，平时怕冷，易感冒，小腿外侧憋胀，腰痛，盆腔积液，右侧少腹偶针刺样痛，善太息，阴天觉憋气，右耳鸣多年，偶头晕，前天头痛（前头顶连两太阳穴），二便正常。

脉沉无力。舌暗，苔白。

证属：阳虚。

方宗：苓桂术甘汤。

桂枝 15g	茯苓 30g	白术 18g
炙甘草 10g	泽泻 10g	炮附子 12g（先煎）

【师傅批改】脉弦滑数减，尺弱。舌淡暗，苔白腻灰滑。

方宗：乌梅丸。

乌梅 8g	细辛 6g	黄连 8g	白术 10g
炮附子 12g（先煎）	川椒 5g	仙茅 10g	桂枝 9g
党参 12g	仙灵脾 10g	干姜 6g	当归 12g
菟丝子 15g			

7 剂，水煎服。

【学员诊治】7 月 2 日二诊：药后诸症好转，白细胞昨日查 $3.6×10^9$/L，仍小腿后侧憋胀，转氨酶 143U/L，前两日头痛，腰痛连小腹，耳鸣时作，头昏，咽稍痛，食多则胃不舒。

脉同上。舌暗。

上方加杜仲 12g、桃仁 12g、红花 12g。

7 剂，水煎服。

按：此案学员失误在于：脉把握不当；未充分与症状结合。师傅应用乌梅丸所掌握的主要指征有：①脉弦按之无力即弦减。脉得血以充盈，气以鼓荡，脉方调畅，徐缓悠扬。弦脉主肝，肝为阴尽阳生之脏，阳气始萌而未盛，若气至而未及或六淫七情克伐阳气，易致肝寒气馁，脉弦无力而懒惰，故见脉弦而无力，当知为肝之阳气不足，其弦可兼缓、兼滑、兼数等。②具有肝经症状，或胁痛，或呃逆、心悸，或阴痛囊缩，或寒热交作等。数症可并见，或仅见一症。脉证合参，灵活选用，故功效卓著。由此可见，此案应用乌梅丸最准确无误。

另一方面，学员应用苓桂术甘汤，也是受当今西化的中医思想影响，见有胸腔积液、盆腔积液就想用茯苓、泽泻之类。而师傅临床诊治时就会摒弃中医之外的一切纷繁骚扰，据脉证诊治，这是吾辈最当潜心修炼的。

例六十三：阳虚寒凝（水肿）

【学员诊治】徐某，女，51岁，沧州市人。2014年7月11日初诊：双下肢浮肿十余年，加重2年。双下肢浮肿（+++），身重乏力，后背沉重僵硬，胸闷，腹胀，体重不断增加，痰多，怕冷，偶有心悸，小便有时失禁，子宫、尿道脱垂。平素血压高，口服降压药维持正常。甲状腺功能减退，口服优甲乐后甲状腺功能正常。辅助检查：尿常规（-）。

脉沉弦减。舌淡白。

证属：阳虚水泛。

法宜：温阳化气行水。

方宗：真武汤。

茯苓皮 30g　　　白术 15g　生姜 10g

炮附子 15g（先煎）桂枝 12g　炙甘草 9g

白芍 10g　　　　陈皮 6g　车前子 15g（包煎）

7 剂，水煎服。

【师傅批改】脉沉弦拘减。

法宜：温阳散寒，化气行水。

茯苓皮 30g　白术 15g　生姜 10g　　桂枝 15g

炙甘草 9g　白芍 10g　车前子 15g　炮附子 15g（先煎）

麻黄 8g　　细辛 8g

4 剂，加辅汗三法取汗。

【师傅诊治】2014 年 7 月 14 日二诊：汗已出透，浮肿全消，唯头晕、耳鸣、乏力。

脉沉弦减，已无拘象。

上方加黄芪 30g。

7 剂，水煎服。

按：《素问·汤液醪醴论》提出对水肿病"平治于权衡，去宛陈莝"的治疗原则，并提出了 2 种治疗方法：开鬼门，洁净腑。《金匮要略》在其启发下，亦以"腰以下肿，当利小便；腰以上肿，当发汗乃愈"垂示后人。

此例病案，学生见肿，只知道利水以消肿，虽利小便能使水肿稍消，然上窍郁闭不开，徒利小便，事倍功半。"三焦者腠理毫毛其应"，腠理闭，三焦亦为之闭，故水道不通。脉沉弦拘减，是阳虚寒闭腠理，故水气不行。用麻黄8g、细辛8g以宣肺开毛窍。以麻黄、细辛宣发腠理，则水道通畅，膀胱气化得行，小便得以通利，水肿消退，此为提壶揭盖之法。津液的运行全靠阳气的推动，气行则水行。麻黄、细辛宣肺，开肺卫之阳。桂枝加大到15g，以通血脉之阳，合附子以温在里之阳，共同斡旋阳气，阳气一振，则气行水行，起温阳、通阳化气行水之功。再加茯苓、白术以通利水道，使水从小便去。

妙在加用辅汗三法取汗。服后务求汗透，汗透的标准是遍身染染微似汗出，当持续汗出三四个小时。若局部出汗或阵汗，皆非汗透。不与辅汗三法，虽服麻黄、桂枝，亦未必汗出。此案脉沉弦拘，为寒伏三焦。师傅提出表证可发汗，里寒证同样需要发汗。汗之出，并非简单的水液渗出于肌肤，而是一个非常复杂的机制。经云："肾合三焦膀胱，三焦膀胱者，腠理毫毛其应。"用麻黄桂枝加辅汗三法，使沉伏在里的寒邪通过透汗而出，则肾、三焦、膀胱水道通利，水肿顿消。脉现弦紧拘滞，若出现心绞痛，则可解为寒痹心脉；若出现高血压之头晕头痛，则解为血脉痉挛而血压升高，并见头晕头痛等症；若见憋气、呼吸不利，则解为寒伏于肺；若见消化系统症状，则解为寒犯胃肠；若见水肿、小便不利，则解为寒伏三焦等。凡此皆可以汗而解之，并提出加用辅汗三法，以汗透为要。

例六十四：脾肾两虚（失眠）

【学员诊治】马某，女，55 岁。2009 年 5 月 22 日初诊：
失眠，彻夜难寐，曾连续 30 日不寐，头胀，乏力，善饥。

脉弦减。舌红，中无苔。

证属：气阴两虚。

法宜：益气养阴安神。

方宗：天王补心丹。

酸枣仁 30g	柏子仁 15g	当归 10g	天冬 12g
麦冬 15g	远志 10g	茯神 15g	五味子 6g
桔梗 10g	党参 12g	北沙参 15g	炙甘草 6g

【师傅诊治】脉弦缓减，右尺略弱。

证属：脾肾两虚。

法宜：健脾补肾。

方宗：可保立苏汤。

炒枣仁 50g	生晒参 15g	巴戟天 12g
柏子仁 15g	山药 15g	炙黄芪 15g
干地黄 15g	生龙骨 15g（先煎）	
生牡蛎 15g（先煎）	当归 12g	炙甘草 9g
山茱萸 15g	白芍 20g	肉苁蓉 12g
石斛 15g		

14 剂，水煎服。

【学员诊治】6月8日二诊：可寐，每日5~6h。尚饥，头昏沉，多汗。

脉弦减。

上方继服。

【师傅诊治】脉缓滑减。

证属：阳气来复。

上方加浮小麦30g。

14剂，水煎服。

按： 可保立苏汤出自《医林改错·论小儿抽风病不是风》。此方治小儿伤寒、瘟疫或痘疹、吐泻等症，症见气虚，四肢抽搐，项背后张，两目上吊，昏沉不省人事，皆效。此方较为冷癖，不见方书收载，师傅因敬佩清任先生诸逐瘀汤之效，故对本书诸方信而不疑，遇小儿慢脾风，用此方辄效。然本案为失眠之症，并非慢脾风，师傅为何予之？此方健脾益气，养血补肾，治疗脾肾两虚气血不足之证。本案脉缓，则脾虚，右尺弱为肾亏，故断为脾肾两虚。人身阴阳之升降，赖脾之斡旋，故脾为升降之枢。脾虚，升降失职，阴阳不能顺交而不寐；肾精亏虚，阴不敛阳，阳热上扰亦可致不寐。既然为脾肾亏虚而致不寐，那么予可保立苏汤可谓方证相应，又何必过于拘泥呢？

例六十五：肝阳虚（头痛）

【师傅诊治】贾某，男，46岁。2013年10月14日初诊：

经常头顶痛，时胃灼热、疼痛，打嗝，饮酒食荤加重，脱肛、肛门出血、下坠，大便不畅，黏滞。腰酸痛，四肢无力，右足大趾疼痛。心烦，寐差，纳呆，小便稍痛、痒。

脉弦滑数减。舌嫩苔白。

证属：肝虚，相火走窜。

方宗：乌梅丸。

乌梅12g　当归12g　细辛7g　黄柏6g

桂枝12g　党参12g　干姜7g　炮附子12g（先煎）

黄连10g　吴茱萸8g　川椒7g

【师傅诊治】10月25日二诊：诸症均减轻，近2日，左颈处胀痛。

脉右弦细无力，左滑数按之无力，尺无力。

证属：肝虚，阳气尚有浮动之象。

上方加生龙骨20g（先煎）、生牡蛎20g（先煎）、龟板20g（先煎）、山茱萸15g。

【学员诊治】11月2日三诊：服药后症状无明显改善，仍头痛，胃不适，寐差。

脉右弦细无力，左沉弦无力，尺动数无力。

上方加薏苡仁30g、佩兰12g、白芍12g、郁金12g。

【师傅批改】证属：肝虚。

予10月14日方。

7剂，水煎服。

11月11日随访，诸症基本消失，性功能增强，饮酒后症状稍有加重，自行停药。

按：头顶为肝经所过，肝阳虚，筋失所养故腰酸痛、四肢无力，阳气不能上达颠顶则头痛。肝阳虚馁，厥阴寒气犯胃，胃失和降则胃灼热、打嗝、时胃痛。肝阳虚，疏泄失职，肝郁化火，郁火下迫则肛门下坠、脱肛、便血、大便不畅或黏滞不爽。郁火扰心则心烦寐差。脉弦滑数减，故诊断为肝虚，郁火走窜。

例六十六：气虚阴火（发热）

【学员诊治】 董某，女，26岁，本市人。2013年9月27日初诊：近一年余上午10点至傍晚，脸红发热，体内亦发热，兼口干舌燥，心烦甚，大便3~4天一行。

脉沉弦滑数。舌红，苔薄黄。

证属：郁热。

法宜：透达郁热。

方宗：新加升降散。

僵蚕 12g	大黄 6g	栀子 9g	蝉蜕 9g
姜黄 9g	淡豆豉 12g		

7剂，水煎服。

【师傅批改】 脉沉弦减。

证属：脾虚，阴火浮动。

法宜：培中健脾，以制阴火。

方宗：补中益气汤加肉桂。

党参 12g　　茯苓 15g　　白术 10g　　生黄芪 12g

炙甘草 9g　　当归 12g　　柴胡 8g　　升麻 5g

肉桂 5g

7 剂，水煎服。

【学员诊治】 10 月 19 日二诊：服用上方后心烦及体内发热之症基本消失，脸仍发热，大便 3～4 天 1 次，饭后胃胀。

上方加大黄 5g、枳实 6g。

【师傅诊治】 上方加火麻仁 15g、五味子 7g；白术改为 18g。7 剂，水煎服。

按： 气虚发热，以甘温法治之，乃东垣一大发明，代表方剂为补中益气汤。气虚发热东垣称之为阴火、贼火，关于其机理的阐述，说法有几种：第一，"饮食劳倦损伤脾胃，元气耗伤，升降失司"，这是阴火的始发环节；第二，"脾胃气湿，则下流于肾"，这是阴火发生的第二个环节；第三，"元气不足，心火独盛"；第四，"心不主令，相火代之"等。虽提出众多的解释，但却有点欲明反晦的感觉。受尤在泾"土厚则阴火自伏"的启发，师傅认为土虚为阴火上冲的根本原因，治则当培土以制火。东垣描述气虚发热证象白虎汤证，可见"气高而喘，身热而烦，其脉洪大而头痛，或渴不止，皮肤任风寒而生寒热"，东垣所治都为疫病，现在临床像这样典型的很少，而以长期反复低热者多。本案体温虽未见升高，但中医之热是指发热的一系列症状，故心烦、体内发热亦是有热之象征。

何以别之为实热还是虚热？脉以沉取有力无力分虚实。本案脉为"减"，"减"是师傅独创的脉象，其力量介于"无力"与"正常"之间，代表一种虚象，定为虚热。故师傅补中益气健脾培中，加肉桂补火生土以制阴火，土厚则阴火自伏。

例六十七：寒痹经脉（脑梗死）

【学员诊治】张某，男，61 岁，新乐人。2011 年 3 月 4 日初诊：右侧肢体麻木，右臂甚，脑梗死病史 2 年，2009 年、2010 年先后 2 次脑梗死，纳可，寐安，便调。现服养血通络、解痉活血的中药 1 个月，无效，即刻血压 135/80mmHg，怕冷，夜卧喜敞胸，畏寒，肢冷，走路欠利。

脉沉濡滑减，尺旺。舌可，苔白。

证属：阳虚寒痰凝滞经筋，相火上行。

方宗：桂枝芍药知母汤合小活络丹。

炮附子 9g（先煎）	桂枝 10g	羌活 9g
胆南星 10g	麻黄 4g	川芎 7g
炙川乌 9g（先煎）	白芍 12g	细辛 3g
乳香 5g	黄柏 7g	炙甘草 10g
防风 9g	当归 12g	知母 7g
生地黄 10g	熟地黄 10g	没药 9g

7 剂，水煎服。

【师傅批改】脉沉弦拘。舌淡红，苔少而白。

证属：寒痹经脉。

法宜：散寒通络。

方宗：小续命汤。

桂枝 12g	麻黄 9g	杏仁 10g	当归 12g
炮附子 12g（先煎）	党参 12g	防风 9g	全虫 10g
川芎 8g	白芍 12g	桃仁 12g	蜈蚣 10 条
细辛 6g	红花 12g		

水煎服，4 剂，加辅汗三法，取汗。汗透，改每日 1 剂。

【师傅诊治】3 月 7 日二诊：服药后已汗，畏寒肢冷除，身臂麻如前。患者自诉心绞痛，每日皆发作，服硝酸异山梨酯缓解。

脉弦滑数。舌淡，苔白。

证属：痰湿互结。

法宜：清热化痰，除湿通络。

方宗：黄连温胆汤合薛氏四号方。

黄连 10g	枳实 9g	白芥子 10g	威灵仙 10g
清半夏 12g	石菖蒲 9g	地龙 15g	炒苍耳子 10g
胆南星 12g	瓜蒌 15g	秦艽 10g	丝瓜络 10g
海风藤 18g	全虫 9g	蜈蚣 10 条	

7 剂，水煎服。

李士懋

按：（1）此病案学员错在对于脉诊的把握不够精准。师傅诊脉沉弦拘或拘紧，证属寒痹经脉。师傅总结寒邪侵袭人体的要点有三：一是脉沉弦拘紧，并称之为痉脉；二是疼痛；三是恶寒。

痉脉的特征就是沉弦拘紧。这种脉摸起来有一种呈痉挛状态的感觉，故称之谓痉脉。

拘紧脉的主要特征就是左右弹指，不拘于指下一定部位，这个特点，古人喻为"转索""切绳""纫算线"。所谓"转索"，就是指脉的搏动，犹如绳索之转动，左右弹指无定处。因绳索是数股拧在一起，状如麻花，有凹有凸。当绳索转动而前时，凹凸交替更迭，凸处或转于脉之左侧，则左侧弹指；凸处或转于脉的右侧，则右侧弹指，切之，脉左右弹指，不恒在一处搏动。好像单数脉搏击于切脉手指靠指尖一侧，双数脉搏击于切脉手指靠近手掌一侧。有左右交替弹指之感，所以古人喻为"切绳""转索""左右弹指"。至于"如纫算线"，指竹算纵横交错编织，凹凸不平，摸之凹凸交替出现，亦如转索无常。诸比喻中，以转索喻紧脉最为贴切、形象。

拘紧脉脉位不定，可见于浮位，亦可见于沉位；至数或迟或数。因紧为拘束之象，故脉体一般不大，或偏细。脉力可强可弱，因虚实不同而异。其象如切绳，故脉多长而不短绌。

脉沉主气，或为邪气阻遏，气血不能外达以充盈鼓荡血脉而脉沉；或正气虚衰，无力充盈鼓荡血脉而脉沉。邪阻者为实，脉当沉而有力；正衰者为虚，脉当沉取无力。以沉取有力无力别虚实。

寒邪所犯，因寒主收引凝泣，气血亦随之收引凝泣，脉焉有不沉者。寒邪袭表，因表为寒邪痹郁，气血不得外达，所以此时脉并不浮，反以沉者为多见。若寒袭经脉筋骨恶寒而痛者，其脉亦沉，此亦因寒邪凝泣收引所致。若邪犯于里者，恒因里之正虚，寒邪得以内传或直犯，其脉当沉弦拘紧，按之无力。无力为正虚，脉痉为寒凝，证属虚实相兼，治当温阳散寒，扶正祛邪。正虚的程度有轻有重，轻者，脉力稍逊，命之以脉减，

平脉辨证传承实录百例（二）

即介于脉实与脉虚无力之间。

弦而拘紧：寒主收引凝泣，血脉亦拘紧，乏舒缓之象，呈一种痉挛状态。拘紧之象越著，则寒凝越重，寒的轻重与脉的拘紧程度呈正比。寒闭于表者，脉即沉紧而拘；寒犯于里者，脉亦沉而拘紧。寒闭表者，因正气尚强，其脉沉而拘紧有力，伴恶寒、头身痛、无汗。正气馁弱，寒闭于里者，脉沉而拘紧力减，伴疼痛、畏寒。

（2）此案证属寒痹经脉，师傅用小续命汤加减。本方出自《备急千金要方》卷八。方由麻黄、防己（《外台》引崔氏不用防己）、人参、黄芩、桂心、甘草、川芎、芍药、杏仁各一两，附子一枚，防风一两半，生姜五两组成。上十二味咀，以水一斗二升，先煮麻黄三沸，去沫。纳诸药，煮取三升，分三服；不愈更合三四剂，取汗。主治中风卒起，筋脉拘急，半身不遂，口目不正，舌强不能语，或神志闷乱等。

此方所治证属正气内虚，风邪外袭。正如《成方便读》所说："此方所治之不省人事，神气愦乱者，乃邪气骤加，正气不守之象。"故治宜祛风扶正。方中麻黄、防风、杏仁、生姜开表泄闭，疏通经络而祛风邪外出；人参、甘草、附子、桂心益气温阳以扶正；川芎、芍药调气血，有助于正气恢复；并取苦寒之黄芩，一以清泄风邪外泄、里气不宣所产生之郁热，一以缓方中诸药之过于温燥。诸药合用共成祛风扶正、温经通络之剂。本方是治疗真中风的方剂，兼治风寒湿痹疼痛者。现临床上亦用于颜面神经麻痹所致的"口僻"，酌加僵蚕、白附子等，以增强祛风作用。

正如《千金要方·诸风》所云："依古法用大小续命二汤，通治五脏偏枯贼风。"师傅临床善用经方，亦常用此方治疗中风。方中用取汗法，师傅对汗法有所发挥，用桂枝汤将息取汗法，命名为辅汗三法。辅汗三法作用有三：一是助其发散之力，促使汗出；一是调节汗出的程度，防其汗出不彻或过汗；三是益胃气，顾护正气。此方对寒邪侵袭或伴寒邪之中风，疗效卓著。

例六十八：阳虚寒滞（便秘）

【师傅诊治】田某，女，29岁。2011年4月22日初诊：胃不和，纳差，便溏不爽，二三日一行。

脉沉滞。舌红，苔薄白。

证属：阳虚寒滞，上窍不通，下窍不利。

法宜：温阳散寒，宣上畅下。

方宗：小青龙汤。

| 麻黄6g | 细辛6g | 五味子5g | 清半夏10g |
| 桂枝10g | 干姜8g | 白芍10g | 炮附子12g（先煎） |

7剂，水煎服。

【师傅诊治】5月2日二诊：胃尚不和，大便每日1次；

脉沉弦细数减。舌稍红。

证属：脾虚，木克土。

法宜：健脾，调和肝脾。

方宗：逍遥散。

生黄芪12g	白术9g	柴胡8g	葛根12g
泽泻10g	羌活7g	党参12g	茯苓12g
黄连9g	陈皮7g	防风8g	白芍10g

14剂，水煎服。

李士懋　　**按：**《内经》称便秘为"后下利""大便难"，认为与脾受寒湿有关。《素问·厥论》云："太阴之厥，则腹胀后不利。"《素问·至真要大论》曰："太阴司天，湿淫所胜……大便难。"汉代张仲景认为便秘与"脾约"有关，《金匮要略》曰："趺阳脉浮而涩，浮则胃气强，涩则小便数，浮涩相搏，大便则坚，其脾为约。麻子仁丸主之。"丹溪认为便秘与血少有关，《丹溪心法·燥结》曰："燥结血少不能润泽，理宜养阴。"张洁古独具慧眼，首倡实秘、虚秘之别，《医学启源·秘方治》曰："凡治脏腑之秘，不可一例治疗，有虚秘，有实秘。有胃实而秘者，能饮食，小便利；有胃虚而秘者，不能饮食，小便清利。"由此看来，便秘证型虽纷繁复杂，然无非虚实两大类，虽该书点出虚实之分，但却只分胃虚与胃实，未免过于笼统。大便须阳气的推动、津液的滋润才可下，这就如同河里行舟，只有水的承载、风的推动才能前行。而人体的阳气与津液、五脏六腑、虚实寒热皆关系密切，非独胃也！小青龙汤治疗"伤寒表不解，心下有水气"的外寒内饮之证，师傅为何用此方治疗便秘？寒饮引起咳嗽、喘、水肿等，其或然症颇多，如寒饮犯胃则干呕，寒饮射肺则咳喘，寒主收引，阻滞气机，气机不利而渴、小便不利，水饮下流大肠则下利，水饮停聚则便秘；痰饮痹结二阳则为噎，水阻气机而少腹满；外证未解而发热；肿乃水饮溢于皮肤，饮聚肺胃而吐涎沫、心下痞；症虽繁而其要一也！本案脉沉滞，乃寒饮射肺，上虚不能制下，引起上窍不通，下窍不利，故师傅予小青龙汤祛寒化饮。师傅临床运用小青龙汤一是有寒饮之脉，二是有以寒饮可解释的一二症即可。兼阳虚者酌情加入炮附子、白术、茯苓等温阳健脾化饮之品。

中医理论价值在于指导实践，明其理是法无定法、方无定方的基础。众方信手拈来，皆为治便秘之妙方。

例六十九：肝热（汗出）

【学员诊治】李某，女，63岁，平山县人。2011年2月21日初诊：间断傍晚及清晨4~5点出汗，量多，湿透秋衣，伴恶心欲呕近1个月，平素腿软、头晕、乏力、神疲，夜间时有心悸，气短，无胸痛、胸闷，经休息后可缓解，平素双手喜凉，自觉双手热，食欲差，多梦，夜尿偏多，每晚3次，大便正常。

脉沉弦滑数略劲。舌红，苔薄。

证属：郁热。

法宜：清透郁热。

方宗：升降散。

僵蚕10g	姜黄9g	钩藤12g	杜仲12g
黄芩9g	益母草15g	知母6g	蝉蜕10g
天麻12g	川牛膝15g	栀子9g	生地黄15g
甘草6g			

【师傅批改】脉沉弦滑数。舌红，苔剥。

证属：肝经热盛。

方宗：泻青丸。

黄芩10g	龙胆草6g	生甘草7g	干地黄15g
栀子9g	生白芍12g	丹皮12g	

7剂，水煎服。

【学员诊治】2月28日二诊：头晕、乏力、汗出、双手热症状减轻，心悸缓解，食欲、睡眠好转，大小便正常。

脉弦数。舌红，苔剥。

予上方7剂。

【师傅批改】可。

【师傅诊治】3月7日三诊：症状已不著，热未消，脉尚弦数，舌红。予上方7剂，清余热以善后。

按：师傅对于汗有着非常深刻的认识，认为汗出异常的病机不外邪阻与正虚两端。

正虚者，包括阴阳气血之虚衰。阳虚者，轻则为卫阳虚，开阖失司，腠理不固，津液外泄乃为汗；重者，阳气衰亡，津液不固而为脱汗。阴虚者，阴不制阳而阳气升浮，迫津外泄而为汗；重者，阴竭阳越，阴失内守而汗泄，亦为脱汗。血虚轻者，气失依恋而浮动，气浮津液失于顾护而汗出；重者，血脱则气脱，津失固摄而大汗。气虚轻者，肌表失护而汗出；重者，气脱津失固摄而汗泄。阴阳气血虚衰，皆可致津泄而汗或脱汗。至于阳虚自汗，阴虚盗汗，未必尽然。阳虚盗汗者有之，阴虚自汗者亦有之，不可以出汗的时间或部位来分阴阳。究竟何者虚，须四诊合参，尤以脉诊为重以别之。

邪实者，包括六淫、七情及内生五邪等。热盛者，可迫津外泄而为汗；风袭者，卫强营弱，营卫不和，开阖失司而汗泄；

湿、瘀、痰饮阻隔，使营卫敷布失常，致营卫不和而为汗。七情所伤，气机违和，升降出入乖戾，开阖失常而为汗。至于邪犯的病位，由于汗出是一个涉及五脏六腑、三焦腠理、经络血脉、肌肤毫毛的复杂过程，因而邪阻于任何一个部位、环节，都可造成汗出异常。

更有虚实兼见、寒热错杂、邪气相兼、病之新久、外感内伤兼病等，因而汗证甚为繁杂，绝非几个方子或几个僵死的套路可以应变者，必须精于辨证，谨守病机，方能全局在握。

此案学员结合汗出、怕热喜凉，脉弦滑数，判断属火热内郁证候，但没能够进一步判断具体病位病机。脉滑数属内热盛，脉弦属肝气郁结，因此应为肝经热盛。肝经热盛，郁热蒸迫津液外出而为汗，汗出热未清，故而反复汗出。肝经热盛，邪气阻隔，清阳不能上奉，邪反窃踞清净之府，发为头晕、乏力、神疲，肝热扰心亦可致心慌。治疗予泻青丸，清透肝经郁火。泻青丸味辛升散解郁，苦寒降泄火热，故为辛开苦降之法。但泻青丸方中有羌活、防风、川芎、当归，皆辛温之品，适于火郁兼风寒外感者。若火郁兼阴伤者，宜用桑叶、菊花偏辛凉者，养阴亦宜甘寒之品，如生地、麦冬等，无助火之弊。故此案去辛温风药，加味生地、丹皮等甘寒清热凉血之品即此意也。

例七十：虚风（头摇）

> 【学员诊治】丁某，男，13岁，本市人。2014年9月13日初诊：微摇头1年，纳呆、食少1年，便调，每日1次，体瘦，查CT及脑电图未见异常，现口服西药氟哌啶醇治疗。
>
> 脉弦无力。舌尖剥落苔。

证属：土虚水亏，虚风内动。

法宜：补土益水息风。

方宗：可保立苏汤。

生黄芪 30g　白芍 10g　　山茱萸 15g　党参 12g

熟地黄 30g　核桃 1 个（打碎）　　　炒白术 10g

补骨脂 7g　炒麦芽 10g　当归 12g　枸杞子 10g

【师傅批改】上方加全虫 10g、蜈蚣 10 条。

7 剂，水煎服。

【学员诊治】9 月 20 日二诊：患者服药后症状改善不明显，自觉颈部僵硬，头摇。

脉弦细数，寸沉无力。舌同上。

方药：

醋柴胡 10g　当归 10g　白术 10g　茯神 15g

白芍 10g　炙甘草 3g　秦艽 10g　防风 6g

葛根 15g　天麻 15g　蜈蚣 6 条　全蝎 6g

生龙骨 15g　生牡蛎 15g　钩藤 15g　鸡内金 10g

焦三仙各 10g

【师傅批改】

方药：

生黄芪 90g　白芍 10g　　山茱萸 30g　党参 12g

熟地黄 30g　核桃 1 个（打碎）　　　炒白术 10g

补骨脂 15g　焦三仙各 12g　当归 12g　枸杞子 10g

鸡内金 12g　全虫 10g　　蜈蚣 10 条

7 剂，水煎服。

【学员诊治】9 月 27 日三诊：患者服药后症状改善明显。

脉沉弦细略无力。地图舌。

方药：

醋柴胡 10g	白芍 10g	当归 10g
白术 10g	茯苓 15g	炙甘草 3g
秦艽 10g	防风 6g	葛根 15g
天麻 15g	蜈蚣 6 条	全蝎 6g
生龙骨 20g	生牡蛎 20g	黄芪 30g
赤芍 10g	钩藤 15g（后下）	焦三仙各 10g
鸡内金 10g		

【师傅批改】宗上方。

7 剂，水煎服。

【学员诊治】10 月 4 日四诊：患者服药后抽动次数轻微减少，抽动力度较前减轻。

脉弦细略数。

上方 14 剂，水煎服。

【师傅批改】予 9 月 13 日方，改生黄芪为 120g、山茱萸为 40g。

【学员诊治】年 10 月 18 日五诊：症状好转。

脉弦细略数。舌体大，唇红。

上方加菊花 10g、钩藤 15g。

【师傅批改】 上方加山药40g。

7剂，水煎服。

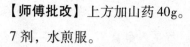

按： 一诊，学员诊脉辨证均正确，只是对于搜风息风之药应用不足，即对于虚风证候应用搜风息风之药拿捏不准。师傅在《相濡医集》中对于此论述颇多：蜈蚣息风，本草中多有记载。《本草纲目》谓其治"小儿惊痫，抽搐脐风"。《医学衷中参西录》曰蜈蚣"走窜之力最速，内而脏腑外而经络，凡气血凝聚之处皆能开之""其性尤善搜风，内治肝风萌动、癫痫眩晕、抽掣瘛疭、小儿脐风，外治经络中风、口眼歪斜、手足麻木"。师傅临床蜈蚣用以治肝风，用量很大，一般10~40条，量小则效微或罔效。

二诊，学员见无效即改变了方子，师傅查脉证未变，即原方增加了黄芪的剂量至90g，可见不效时是守方继服还是改变方向，是对脉证判断的考验。

三诊，症状明显好转，可见虚风证候一定要解决虚的本质问题，风证才会逐渐好转。此即师傅所言：黄芪"主大风"，量小则升，量大能息大风。配以黄芪者，黄芪补虚，更借黄芪升举之力，托蜈蚣直达于颠而息风止痉，风停而头摇止。

四诊，学员三诊时改方，而效微，师傅再改回原方，并将黄芪增量至120g。脉弦细数，说明存在阴虚证候，故将山茱萸加至40g以滋补肝肾之阴。五诊患者脉象好转，继续服药巩固疗效。

可保立苏汤出自《医林改错》，治疗小儿伤寒瘟疫，或痘疹吐泻等症，病久气虚，四肢抽搐，项背后反，两目天吊，口流涎沫，昏沉不省人事，皆效。方中黄芪二两三钱，约折今量70g，此分量指4岁小儿而言，黄芪用量独重，以黄芪有息大风之功。恐助真气脱越，方中有山茱萸、白芍等，可以监之，补而不散。加虫类药者，以病久入络，虫蚁搜剔之。王清任云："元气既虚，必不能达于血管，血管无气，必停留而瘀。"王清任认为此病缘于气虚："项目反张，四肢抽搐，手足握固，乃气虚不达肢体也；两目天吊，口噤不开，乃气虚不上升也；口流涎沫，乃气虚不固津液也；咽喉往来痰声，非痰也，乃气虚不归原也。"此方师傅常用于气虚风动证候，确有卓效。此案取可保立苏汤之义，因其脉证相同，谨守病机，终取良效。

例七十一：阴虚阳亢（头痛）

【学员诊治】赵某，女，38岁。2005年5月13日初诊：头痛，头沉十余年，目疲劳，寐差，偶肢麻。

脉弦细减。

证属：气血两虚。

方宗：人参养荣汤。

黄芪12g	党参12g	白术10g	茯苓15g
炙甘草7g	熟地黄15g	当归12g	肉桂6g
五味子7g	川芎7g	远志10g	陈皮6g

【师傅批改】脉两关弦细小急。

证属：肝阴不足，肝阳化风上扰。

法宜：滋水涵木，平肝潜阳。

方宗：三甲复脉汤。

| 白芍18g | 干地黄15g | 山茱萸15g | 怀牛膝9g |

炒枣仁 40g　五味子 5g　生龟板 18g（先煎）

生牡蛎 18g（先煎）　　　生石决明 18g（先煎）

7 剂，水煎服。

【师傅诊治】5 月 20 日二诊：未头痛，睡眠 8 小时左右。

脉右关尚弦细小急，左关见缓。

上方 7 剂，水煎服。

李士懋　　**按：**《温病条辨》曰："下焦温病，热深厥甚，脉细促，心中憺憺大动，甚则心中痛者，三甲复脉汤主之。"《温病条辨》言加减复脉汤、一甲复脉汤、二甲复脉汤、三甲复脉汤、大定风珠等，皆吴瑭由仲景之炙甘草汤化裁而来，为治温病后期肝肾阴伤之总方。伤寒后期，仲景详于阳衰，而略于阴伤，吴瑭补仲景之未备，且创一系列治肝肾阴伤之方，实为仲景之功臣，后人楷模。

本案关弦细小急，细急为阴虚阳亢化风，关弦为肝，故断为肝阴不足，肝阳化风上扰。肝阴不足，肝阳化风上扰而致头痛、头沉；肝阴亏虚，濡养不及而致目疲劳、肢麻；肝阴亏，魂不内守而致寐差，故师傅予三甲复脉汤培补肝肾之阴，平肝阳之亢。方证相合，故 7 剂而病愈。

例七十二：脾虚，痰湿内蕴（头痛）

【学员诊治】杜某，女，40 岁。头痛多年，平素乏力，言多则无力，月经量少，多梦，纳呆。

脉沉滑无力。舌淡，苔白满布。

证属：脾虚，痰湿内蕴。

方宗：补中益气汤合平胃散。

陈皮 8g	党参 12g	茯苓 15g	升麻 6g
清半夏 10g	川朴 8g	白术 10g	生黄芪 12g
柴胡 8g	当归 12g	苍术 10g	

【师傅诊治】上方加川芎 7g。

7 剂，水煎服。

【师傅诊治】头已不痛，仍气短，心慌，乏力，咽干，时咳，纳差，经前乳胀。

上方去川朴、党参。改陈皮为 6g、生黄芪为 15g。加生晒参 12g。

7 剂，水煎服。

按：补中益气汤乃东垣《脾胃论》之代表方剂，亦是"气虚发热"的典型代表。关于补中益气汤的应用，师傅临床多用于三种情况：一是虚人外感，用以扶正祛邪；二是用于因气虚而长期反复发热者，用以甘温除热；三是用于治疗脾虚中气不足的内伤杂证，如倦怠、乏力、头昏、头沉、胸闷气短、胃脘腹胀、食谷不馨、自汗畏风、易外感、九窍不利、便溏带下、脉弱舌淡等。本案则属于第三种情况。脉无力则定为脾虚，脾虚清阳不升，清窍失养而头痛；"脾气"乃中气也，脾为后天之本，气血生化之源，故脾虚则月经量少，血少不能养神而多梦；脾虚运化失司，故纳呆，苔白遍布。诸症皆可解释，故定

平脉辨证传承实录百例（二）

为脾虚，予补中益气汤健脾升清。脉滑则为痰湿内蕴，予平胃散燥湿运脾以化湿行气。方证相合，7 剂而病愈。

例七十三：痰热（嗜睡）

【学员诊治】郭某，男，69 岁。2007 年 4 月 27 日初诊：乏力，欲仆倒，精力不济，嗜睡，看电视 20 分钟就睡着，心烦，头昏。

脉滑数。

证属：痰热蕴阻。

法宜：清热化痰。

方宗：黄连温胆汤。

黄连 12g	茯苓 10g	栀子 10g	瓜蒌 18g
陈皮 10g	清半夏 12g	胆南星 10g	枳实 9g
石菖蒲 9g	竹茹 9g	郁金 10g	

【师傅诊治】脉滑数而大。

上方加黄芩 12g；改栀子为 12g。

10 剂，水煎服。

【师傅诊治】5 月 8 日二诊：脉已有力，不再嗜睡，头未昏。

上方加僵蚕 12g、天麻 15g、全蝎 10g、蜈蚣 10 条、地龙 15g、怀牛膝 12g。

7 剂，水煎服。

【师傅诊治】5 月 11 日三诊：身体已无不适。因去北京，予上方 20 剂，水煎服。

按：《素问·调经论》曰："百病之生，皆有虚实。"景岳独具慧眼，提出以虚实为纲。曰："千病万病不离虚实，治病之法无逾攻补。"分清虚实，就把准了大方向，不会实其实，虚其虚。然如何分虚实？《灵枢·经脉》曰："其虚实也，以气口知之。"仲景提出了脉诊之纲要："脉当取太过与不及。"太过者实，不及者虚，脉实，证实；脉虚，证虚。景岳更明确提出："欲辨虚实，无逾脉息。"师傅临证五十余年，在不断温习中医经典名著的基础上，进一步悟出，脉诊判断虚实的关键在于沉取有力无力，沉取有力为实，沉取无力为虚。

本案患者乏力，欲仆倒，嗜睡，头昏，一派虚衰之象，师傅却予清热化痰法治，岂非犯了虚虚实实之误？非也！本案脉滑数而大，则为痰热壅盛之实证。"壮火食气"，故患者出现乏力；经言"阳气者，精则养神""壮火食气"，气不足则神不养，便出现嗜睡；痰热上扰于颠则欲仆倒，上扰于心则心烦；痰热阻滞故舌苔偏腻。判痰热蕴阻无疑！二诊师傅于方中加僵蚕、天麻、全蝎、蜈蚣以息风解痉；怀牛膝引火以下行，地龙化痰以通络。

例七十四：阴虚阳亢（肺癌）

【学员诊治】苏某，男，72 岁，泊头人。2010 年 10 月 18 日初诊：间断咳嗽 3 个月，喑哑，咽干咽堵，有痰难咳 1 周。2005 年曾患脑梗死，遗留左下肢无力，走路抬不起腿。3 个月来曾咳血数次，量少，多为一口血块，有时咳鲜血，现已半月未咳血。CT 示：中叶纵隔肺癌，少量心包积液，肺气肿，肺间质纤维化。现未用化疗药治疗，仅口服云南白药、痰咳净。纳可，寐可，二便可。

脉弦细减。舌稍暗，苔白腻。

证属：肺气阴虚夹痰。

法宜：益气养阴，化痰止血。

方药：

麦冬 12g	云茯苓 12g	三七粉 3g（冲服）	
沙参 10g	白术 10g	炙甘草 6g	清半夏 12g
党参 10g	浙贝 10g	赤芍 10g	

【师傅批改】弦细减劲。舌稍暗，苔白腻。

证属：阴虚阳亢。

法宜：滋阴潜阳，清肺止血。

生牡蛎 25g（先煎）	旋覆花 15g（包煎）	
地骨皮 15g	紫菀 15g	生鳖甲 25g（先煎）
海藻 18g	枇杷叶 9g	五味子 6g
生龟板 25g（先煎）	川贝 12g	炙桑皮 12g

14 剂，水煎服。

【师傅诊治】11 月 1 日二诊：10 月 18 日吐血一次，后未再吐血。补录 CT 检查结果：2010 年 10 月 12 查 CT：①左上叶舌段结节，周围性肺癌；②右肺门淋巴结增大，纵隔内、左肺门多发小淋巴结；③右上叶前段、右肺底胸腔下小结节影 1.8 cm×1.8 cm×2cm，性质待定，不除外转移；④两肺间质病变，双侧肺气肿；⑤动脉钙化；⑥心包稍增宽，提示少量心包积液。

脉右弦滑数，左弦按之阳减，尺滑数。舌红，苔白。

上方加麦冬 12g、白芍 12g、干地黄 12g、山茱萸 12g、党参 12g。

14 剂，水煎服。

【师傅诊治】 11 月 15 日三诊：咳减轻，未咳血，现食后胃灼热 30 分钟，药后肠鸣片刻，未吐酸水，大便每日 2 次，不成形。

脉左弦滑沉减，右弦略劲。舌嫩红，苔白。

上方加山药 12g、云茯苓 10g、乌贼骨 18g、大贝 12g。

14 剂，水煎服。

按：（1）此病案学员错在对于弦劲脉的把握不足。脉弦，为肝胆气血不和，失其冲和调达之象。肝胆气血不和，可分太过与不及两类。太过者，脉弦而劲。可因情志怫郁，肝气亢逆而弦；邪客肝胆，邪盛气逆而弦；肝肾阴虚，肝木失涵，本虚标实，阳亢气升而弦；瘀血留止，气血互结，或成癥瘕，气机逆乱而弦。肾水亏而肝木失涵者，脉当弦细而数或出现本虚标实之弦大而劲的脉象。此案当属肝肾阴虚，肝木失涵，本虚标实，阳亢气升而弦劲，木反刑金而动血致咳血。治当滋阴潜阳清肺止咳止血，必用三甲潜阳。

（2）鼻衄、咳血乃肺癌常见症，原因甚多。热邪迫血妄行、阴虚火旺、气虚不摄、阳虚不固等皆可致出血。师傅常言：孔伯华老先生善于重用桑白皮一味止血。孔老认为肺开窍于鼻，气有余便是火，气逆则血溢而或衄或咳血。桑白皮功擅泻肺降气，气降则火息，气顺则血宁，出血乃自止。药虽一味，颇合医理。可见医者功底之深厚，临证构思之巧妙。师傅临证以来，凡遇鼻衄、咳血、出血不止者，常独用桑白皮一味，或伍以清热，或伍以凉血，或伍以养阴等，疗效卓著。即使虚证，于补益培本剂中，亦常加少量桑白皮以降气止血，其效亦佳。

（3）此案属肺癌，师傅依旧按平脉辨证论治，未按常规加入抗癌解毒之药，师傅临床治疗各种癌症均按平脉辨证之法，多能延长患者生命、减少疾病病苦。惜未全面总结。

例七十五：气血两燔（幼儿类风湿发热）

【学员诊治】杜某，女，5岁。2014年10月18日初诊：患者时发高热3年，体温最高达40℃，曾于省儿童医院住院治疗，怀疑为幼儿类风湿。自诉每次高热时身上有红色的疹点，且痒感明显，局部触诊发烫。长期服甲泼尼龙治疗。最近2个月前高热又发，住院治疗二十余天。现口服甲泼尼龙20mg/天治疗。

脉沉滑数。舌可。

证属：气血两燔。

方宗：清瘟败毒饮。

生地12g	黄芩6g	生石膏20g	炙甘草6g
连翘12g	赤芍9g	黄连4g	丹皮5g
栀子8g	元参10g	知母6g	

【师傅批改】脉沉滑躁数。

于学员方加僵蚕8g、蝉蜕5g、金银花15g、姜黄6g。

7剂，水煎服。

上方随症加减服用42剂。

【学员诊治】 1 月 3 日二诊：患者未发热，7 天前感冒，现轻微咳嗽，伴痰，平素易外感，面赤，舌暗。现仍服用甲泼尼龙治疗。患有高脂血症。

脉弦滑数，左脉略减。舌暗。

证属：热毒盛及血分。

法宜：清热解毒凉血。

方宗：清瘟败毒饮合犀角地黄汤。

生地 12g	黄芩 6g	生石膏 20g	炙甘草 6g
连翘 12g	赤芍 9g	黄连 4g	丹皮 5g
栀子 8g	元参 10g	知母 6g	白芍 12g
水牛角 12g	前胡 9g	紫菀 9g	杏仁 6g
桔梗 6g	党参 9g	黄芪 6g	

【师傅批改】 脉沉躁数疾。舌可。

证属：郁热上迫于肺。

僵蚕 9g	大黄 3g	石膏 12g	蝉蜕 5g
麻黄 5g	炙甘草 6g	姜黄 6g	杏仁 6g

3 剂，水煎服。

按：（1）本证一直用清热解毒之清瘟败毒饮，而未见明显伤胃之象。《内经》中对妊娠癥瘕的治疗有"有故无损，亦无损也"的论述，推而广之，有这种证时，据证用药对人体没什么伤害，如果药不对证，则会出现不良反应。

（2）此案脉滑数盛大，据脉用药，用大剂量清瘟败毒饮加味，自服药以来一直未发热，由此可见，据脉可以定病势、病性，也可据脉定药量。

（3）通常我们的治疗都是脉不变，证不变，脉变证亦变，何以沉躁数脉用升降散合麻杏甘石汤，而此病例初诊至今皆用清瘟败毒饮？虽说平脉辨证，但相同的脉，病位、病机也有不同，相同的病机也会有不同的脉象。我们不能把疾病分为几个僵死的证型，陷入什么脉对应什么方的套路，这也是僵化的表现。此案一诊时，高热即见红色疹点，故诊断为热郁血分，而最后一诊出现咳嗽、面赤是郁热上迫于肺，脉同病机不同，治法方药亦不同。

例七十六：大气下陷（舌萎缩）

【学员诊治】张某，女，52 岁。2014 年 12 月 22 日初诊：患者吞咽困难 4 个月，伴语速缓慢，舌头萎缩无力，咽部有异物感，行走时自觉腹部下坠，气短，双下肢无力，全身不定处跳动，弯腰时腹部挛急，寐差，纳差，二便可。

脉沉缓涩无力。舌暗。

证属：肾虚。

法宜：补肾。

方宗：地黄饮子。

熟地黄 15g	山茱萸 12g	五味子 6g	远志 10g
石斛 12g	石菖蒲 12g	麦冬 12g	桔梗 12g
巴戟天 12g	肉苁蓉 12g	茯苓 15g	
炮附子 12g（先煎）		黄芪 12g	党参 12g
白术 10g	炙甘草 6g		

【师傅批改】脉沉细涩无力。

方药：

　　　　黄芪100g　桂枝15g　红参15g　炮附子30g（先煎）

7剂，水煎服。

> 【学员诊治】1月2日二诊：初服上方7剂，说话较前有力，腹部坠感减轻，仍寐差，气短，食后反酸，心下隐痛，易出汗，自觉发冷，膝以下凉。
>
> 脉沉细涩。舌嫩绛红。
>
> 上方加生姜6g、大枣6枚、升麻8g，改黄芪为150g。
>
> 7剂，水煎服。

孕士楚

按：《灵枢·邪客》曰："故宗气积于胸中，出于喉咙，以贯心脉，而行呼吸焉。"《灵枢·五味》曰："谷始入胃，其精微者，先出胃之两焦，以溉五脏。别出两行荣卫之道。其大气之搏而不行者，积于胸中，命曰气海。出于肺，循喉咽，故呼则出，吸则入。"宗气有贯心脉行气血、走息道行呼吸的功能，维持人体呼吸、语言功能正常。宗气又称大气，张锡纯提出大气下陷理论，以升陷汤治胸中大气下陷，气短不足以息，或努力呼吸，有似乎喘，或气息将停，危在顷刻。此患者吞咽困难，呼吸困难，舌萎缩，说话慢，腹下坠，气短不足以息，显系大气下陷之证。故师傅仿升陷汤，重用黄芪升提下陷之大气，以恢复呼吸语言功能。何以用附子、桂枝而不用知母？脉沉细涩无力，为阴脉，故不用知母，用附子、桂枝以助阳通阳。

以其气分极虚，故加人参以培气之本。

此病例仅两诊，便取得突出疗效，所以说辨证精当，则效如桴鼓，彰显了中医的博大精深。

例七十七：脾阳虚，寒凝（胃痛）

【学员诊治】张某，女，50 岁。2014 年 8 月 29 日初诊：胃贲门癌病变切除术后 6 年，现胃痛，背部窜痛，四肢酸软，反复外感，怕风，怕冷，寐易醒，纳可，大便不成形，日一行，常打嗝，乏力，短气。西医诊断：心电图提示偶发室性早搏，心肌供血不足，非特异性 T 波改变。

脉左沉滑无力，右弦无力。舌紫。

证属：气虚阳虚血瘀。

法宜：益气温阳活血。

方宗：黄芪建中汤合温阳活血之品。

黄芪 30g	桂枝 15g	白芍 30g	炙甘草 10g
大枣 6g	干姜 8g	生姜 6 片	饴糖 30mL
炮附子 15g（先煎）		党参 15g	旋覆花 18g（包煎）
代赭石 15g（先煎）		桃仁 10g	红花 10g

【师傅批改】

方宗大建中汤。

川椒 7g	红参 12g	黄芪 20g	干姜 8g
饴糖 30mL			

7 剂，水煎服。

【学员诊治】9月5日二诊：服药后腹痛不减，嗳气，神疲乏力，腿、手臂困。

脉沉弦无力。舌紫暗。

上方改黄芪为30g；加炮附子10g（先煎）、五灵脂12g、蒲黄12g（包煎）

14剂，水煎服。

【学员诊治】10月4日三诊：胃痛减，半个月前因食生枣后腹痛又发，在他处服中药治疗，效不明显，又来我处。服上方后自觉气从腹部向上走，嗳气频，停服药则此症无。背部窜痛减，仍肢困身冷，寐差。

脉沉弦无力。舌紫暗。

上方炮附子改为15g（先煎）。加吴茱萸8g、干姜8g。

7剂，水煎服。

李士懋 **按**：此案学员以小建中汤加减，师傅改为大建中汤，如何鉴别大、小建中汤的应用？所谓建中者，乃健运中焦脾胃之气，中焦脾胃之气包括脾阳和脾阴，大建中汤乃温中补虚，降逆止痛，治疗中阳衰弱，阴寒内盛之脘腹疼痛，故用人参、干姜以温脾阳，川椒温中散寒，饴糖温中补虚。小建中汤温中补虚养阴，以治疗脾胃阴阳两虚之证，故用桂枝汤倍芍药滋阴温中通阳，饴糖温中补虚，其鉴别的要点在于大建中汤脉当沉伏、紧、弦、按之减。小建中汤脉当弦、细、数、减。

例七十八：阳明热盛（鼻塞）

【学员诊治】白某，男，10岁。2014年10月3日初诊：鼻塞流涕10日，前额痛，咳嗽。患者素反复外感，咳嗽，于秋冬季加重，已有4年。大便干，1~2日1次，易汗出，现输液7日。

脉沉弦滑数。舌红。

证属：热邪郁肺。

法宜：清透郁热。

方宗：麻杏甘石汤合辛夷散。

麻黄4g　石膏10g　炒苍耳子9g　杏仁10g

炙甘草5g　辛夷6g（包煎）　　　鹅不食草9g

【师傅批改】脉滑数而大。

方宗：白虎汤。

生石膏25g　炙甘草7g　知母6g　粳米1把

7剂，水煎服。

【学员诊治】10月18日二诊：鼻塞、流涕减轻，前额痛，干咳，食欲旺盛，口干。

上方加僵蚕10g、蝉蜕8g、大黄4g、姜黄10g、连翘15g、薄荷6g、栀子12g、辛夷8g、白芷7g。

【学员诊治】10月25日三诊：仍有干咳，鼻塞流涕（述10月18日药效不显），蝶窦处按之痛。

脉滑数。舌红。

证属：湿热阻滞，肺气不宣。

法宜：清热化湿宣肺。

麻黄 7g　　杏仁 10g　　鱼腥草 12g
辛夷 10g（包煎）　　薏苡仁 30g　　甘草 8g
炒苍耳子 10g

7 剂，水煎服。

【师傅批改】上方（10 月 3 日方）加麦冬 15g、竹叶 7g。

7 剂，水煎服。

李士懋

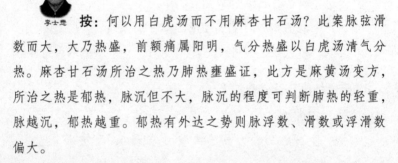

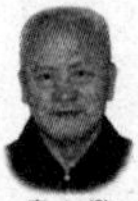

按：何以用白虎汤而不用麻杏甘石汤？此案脉弦滑数而大，大乃热盛，前额痛属阳明，气分热盛以白虎汤清气分热。麻杏甘石汤所治之热乃肺热壅盛证，此方是麻黄汤变方，所治之热是郁热，脉沉但不大，脉沉的程度可判断肺热的轻重，脉越沉，郁热越重。郁热有外达之势则脉浮数、滑数或浮滑数偏大。

例七十九：阳虚，虚火上炎（口疮、漏下）

【学员诊治】王某，女，22 岁，中医学院学生。2012 年 4 月 16 日初诊：经漏淋漓不尽，色淡有血块 3 个月。口舌生疮 1 周，舌疮致舌不能伸吐，不能食。唇边有两个溃疡。前胸、颈、嘴、鼻火蒸感，火往外冒。自觉与服清热凉血调其漏下的中药有关。1 周前感冒，曾输抗生素治疗。

脉沉弦细滑拘疾无力。

证属：肝经郁热，脾虚不摄，阴火上冲，兼瘀。

法宜：清肝热，补脾土，行瘀血。

方宗：丹栀逍遥散合失笑散。

丹皮 12g	当归 15g	柴胡 12g
党参 12g	炙甘草 9g	蒲黄 10g（包煎）
白术 10g	栀子 10g	白芍 10g
黄芩 9g	茯苓 12g	薄荷 6g
五灵脂 12g	荆芥炭 12g	

7 剂，水煎服。

【师傅批改】脉弦细数疾无力。

证属：阳虚不固，阴血下脱，虚火上浮，致口糜不食。

法宜：温阳摄血，敛其浮阳。

炮附子 10g（先煎）	炮姜炭 6g	炙甘草 7g
肉桂 5g	党参 12g	茯苓 15g
白术 10g	生黄芪 12g	艾叶炭 10g

4 剂，水煎服。

【学员诊治】4 月 20 日二诊：前胸、颈、嘴、鼻火蒸感，火往外冒，药后已除。舌疮愈，舌已不痛，口疮已结痂。唇稍干，经量减少，色深有块。

脉弦细数无力，已不疾。舌稍红。

上方继服。

【师傅批改】上方加荆芥炭 7g。

3 剂，水煎服。

【师傅诊治】4 月 23 日三诊：经血几净，口疮愈。

脉弦缓滑。舌淡红，苔白。

上方7剂，水煎服。

【学员诊治】5月7日四诊：经净2周，白带带血，手
至小臂、足至膝下冷痛。

脉弦减，舌暗红，少苔。

方宗：补中益气汤合四逆散佐活血药。

生黄芪12g	白术10g	柴胡9g	白芍10g
桃仁10g	红花10g	党参12g	升麻6g
当归12g	炙甘草9g	蒲黄10g（先煎）	

【师傅批改】去白芍、桃红、蒲黄。加桂枝9g、细辛5g、
炮姜炭6g、艾叶炭10g。

7剂，水煎服。

按：学员诊其脉沉疾无力，乃脾虚。脾虚升提无力，
故漏下不止。土不制火，阴火上攻，致颈、胸、口、鼻热，口
糜。又因其脉弦细疾，诊为肝经郁久化热。脉细滑乃血虚夹瘀
之象，故其漏下色淡有块。诊为肝郁化热，血虚夹瘀，脾虚阴
火上攻。故方选养血健脾疏肝清热之丹栀逍遥散。

然此案师傅诊脉为弦细数疾无力。

证属：阳虚不固，阴血下脱，经血淋漓不尽，虚火上浮，
致口糜不食。

为何肾中虚火直冲于上？为何唇边有溃疡？为何前胸、颈、
嘴、鼻火蒸感，火往外冒？因肾经其直者：从肾，上贯肝膈，

入肺中，循喉咙，夹舌本；其支者：从肺出，络心，注胸中。属于肾脏，联络膀胱，还出于前（中极，属任脉）。所以说虚火是沿肾经上炎的。

"阳外亡而不守也，其源在肾，阳内竭而不用也，其源在胃"。故方以炮附子、炙甘草、炮姜炭取四逆汤之意，温补下焦之阳气。以党参、生黄芪、白术之类培补中焦，土厚则阴火自伏。佐以艾叶炭温经止血。其最妙处是合入肉桂，既有补火生土之效，又有引龙雷之火归原之功。

二诊热除，舌疮愈。三诊口疮愈，经血净。吾等皆为其桴鼓之效所震。师傅四诊合参，独重其脉，其脉诊为弦细数无力，若脉有力，则为火热实邪，今脉虽数疾，但沉取无力，当虚无疑。师傅常曰："虚者脉往往是越虚越数，越数越虚，必按之无力。"师傅长于以脉解症，以脉定证，不为惯性思维所迷惑。吾辈当深习之。

例八十：阴阳两虚（疲劳）

【学员诊治】 师某，男，60岁，石家庄市人。2014年8月1日初诊：两上肢肌肉酸痛2个月，易疲劳，睡眠不实，精神不振，反应迟钝，淡漠，少言寡语，饮食减少，心烦，多汗，大便干。2014年1月15日曾煤气中毒，昏迷24个小时，清醒后出现反应迟钝、寐差等症状，曾在师傅处调理后改善。

脉弦濡缓，沉取细涩无力。舌淡，苔薄白。

证属：阴阳两虚。

法宜：调理阴阳。

> 方宗：桂枝加龙骨牡蛎汤。
>
> 　　桂枝 10g　　　　　　炙甘草 6g　　　生龙骨 30g（先煎）
>
> 　　生牡蛎 30g（先煎）　白芍 10g　　　生姜 10g
>
> 　　大枣 30g　　　　　　巴戟天 15g　　丹参 12g
>
> 　　秦艽 12g　　　　　　防风 12g　　　肉苁蓉 15g
>
> 　　夜交藤 30g

【师傅批改】 上方加土鳖虫 15g、鳖甲 30g（先煎）、僵蚕 10g、桃仁 12g、地龙 15g、全蝎 10g、葛根 15g、蜈蚣 10 条、炮山甲 2g（研，分冲）。

按： 此案辨证用方基本正确，加诸虫类药，用意何在？

此虫类药的应用最初来源于吴又可《温疫论》卷二。其组成有：鳖甲、龟甲（并用酥炙黄为末，如无酥，各以醋炙代之）各 1 钱，穿山甲（土炒黄，为末）5 分，蝉蜕（洗净，炙干）5 分，僵蚕（白硬者，切，生用）5 分，牡蛎（煅为末）5 分，䗪虫 3 个（干者擘碎，鲜者杵烂，和酒少许，取汁入汤药同服，其滓入诸药同煎），白芍（酒炒）7 分，当归 5 分，甘草 3 分。主要用于"素患久疟或内伤，身体羸弱，复感疫气，饮食暴减，胸膈痞闷，身疼发热，彻夜不寐，经治热减得睡，饮食稍增，但仍肢体时疼，胸胁锥痛，脉数、身热不去，过期不愈者"。

薛生白在《湿热病篇》云："湿热证，七八日，口不渴，声不出，与饮食亦不却，默默不语，神识昏迷，进辛开凉泄、芳香逐秽，俱不效。此邪入厥阴，主客浑交。宜仿吴又可三甲散，醉土鳖虫、醋炒鳖甲、土炒山甲、生僵蚕、柴胡、桃仁泥等味。自注：暑热先伤阳分，然病久不解，必及于阴。阴阳两困，气钝血滞而暑湿不得外泄，遂深入厥阴，络脉凝瘀，使一阳不能萌动，生气有降无升，心主阻遏，灵气不通，所以神不清而昏迷默默也。用直入厥阴之药，破滞通瘀，斯络脉通而邪得解矣。"薛氏用于治疗久病正虚，湿热之邪久留，与人身营血相混，络脉凝瘀。此活血通络之法。

师傅治疗脑炎后遗症、一氧化碳中毒后遗症、老年血管性痴呆等见脉濡滑涩等象。兼有神情呆滞，反应迟钝等症，常加入三甲散，效果非常好。

例八十一：阳虚寒痹（痹证）

【学员诊治】张某，女，49岁，元氏县人。2014年7月4日初诊：全身关节疼痛七年余，腰酸痛，膝关节肿大变形，小腿萎缩变细，足趾骨质增生，足底硬痛，怕冷，遇凉则咳嗽，寐差，大便不畅。

脉沉弦无力。舌淡红，苔薄白。

证属：阳虚寒痹。

法宜：温阳散寒通痹。

方宗：大乌头煎。

制川乌15g（先煎）　　制草乌15g（先煎）

蜂蜜1kg

【师傅批改】

方药：

> 制川乌 15g（先煎）　　炮附子 15g（先煎）　　桂枝 12g
>
> 当归 15g　　黄芪 15g　　白芍 15g　　炙甘草 9g

7 剂，水煎服。

【学员诊治】7 月 14 日二诊：关节疼痛如旧。脉证如前。
上方加炒枣仁 30g。

【师傅批改】于 7 月 4 日方加巴戟天 15g、肉苁蓉 15g、菟丝
子 15g、鹿角霜 15g、炒杜仲 15g、狗脊 12g。

【师傅诊治】8 月 1 日三诊：疼痛明显减轻，腰酸痛减，寐
转安，带下偏多。

上方改炮附子为 30g，加薏苡仁 30g。

7 剂，水煎服。

李士懋

按：临床辨证治疗，要以虚实为纲，即首分虚实。
虚实之要关键在脉的有力无力。《灵枢·经脉》曰："其虚实也，
以气口知之。"《难经·六十一难》谓："诊其寸口，视其虚
实。"仲景提出了："脉当取太过与不及。"张景岳提出："欲察
虚实，无逾脉息。"本案诊得脉沉弦无力，明属虚证，学员诊断
也正确，属阳虚寒痹，治以温阳散寒通痹之法，但论治选方出
现错误。大乌头煎出自《金匮要略·腹满寒疝宿食病脉证治第
十》："寒疝绕脐痛，若发则白汗出，手足厥冷，其脉沉紧者，大
乌头煎主之。"脉沉紧为阴寒内结，闭阻阳气，而非阳气虚衰，用

平脉辨证传承实录百例（二）

大乌头煎破积散寒止痛，且川乌、草乌并用，其药性峻烈，非气虚阳虚证所宜。故师傅选方以桂枝加附子汤温阳散寒通络，加入当归、黄芪益气养血，气血充则骨正筋柔，疼痛消失。

二诊：疼痛并未减轻，脉仍沉弦无力，乃温养精血之力不足，故又加入巴戟天15g、肉苁蓉15g、菟丝子15g、鹿角霜15g、炒杜仲15g、狗脊12g，补肝肾，益精血，养筋柔肝，故疼痛得以缓解。以脉定虚实，治疗的法则为"虚则补之，实则泻之"。切忌犯"虚虚实实"之戒。寐差，学员选用酸枣仁，师傅何以不用？师傅常告诫"酸枣仁不是安眠药"，酸枣仁乃养阴之品，阴柔有碍温养阳气、肾精，故加入巴戟天、肉苁蓉、菟丝子等温补肝肾、益精血之药，而非见不寐即加安神药，此亦治病必求其本也。

例八十二：阳虚，寒痰凝滞（脂肪瘤）

> **【学员诊治】**朱某，男，42岁。2014年5月5日初诊：全身皮下逐渐长出大小不等的脂肪瘤，已十六七年，大者直径约3cm，小者直径约1cm，皮肤紧痛，两胁及胸部胀痛甚，晚上睡觉时痛醒，咽部异物感，便干。
>
> 脉沉滑略数。舌淡红。
>
> 证属：痰热内扰，流注肌肤。
>
> 法宜：清热化痰散结。
>
> 方宗：黄连温胆汤合半夏厚朴汤。
>
> | | | | |
> |---|---|---|---|
> | 黄连10g | 茯苓15g | 清半夏10g | 甘草6g |
> | 枳实10g | 竹茹10g | 陈皮10g | 厚朴10g |
> | 苏子10g | 胆南星10g | 柴胡9g | |

【师傅批改】脉弦滑数减。

证属：阳虚，寒痰凝滞。

法宜：温阳益精血，化痰散结。

方宗：阳和汤。

熟地 30g　　　　麻黄 5g　　鹿角胶 15g（烊化）

细辛 6g　　　　　炙甘草 6g　皂角刺 15g

白芥子 15g　　　　炮附子 12g（先煎）

炮山甲 3g（研，分冲）肉桂 5g　　王不留行 30g

生半夏 12g　　　　海藻 30g

30 剂，水煎服。

【师傅诊治】6 月 6 日二诊：脂肪瘤变软，未有小的长出。自觉乏力，口苦，心慌。

脉弦滑数减。

上方加茯苓 15g、生黄芪 15g。

共服 52 剂。

【师傅诊治】7 月 28 日三诊：脂肪瘤有所减小，质软，口苦，痰多。

脉弦滑数，按之减。

麻黄 6g　　　　　白芥子 12g　　皂角子 10g

熟地黄 30g　　　　炮姜 6g　　　海藻 30g

鹿角胶 15g（烊化）肉桂 6g　　　生半夏 12g

14 剂，水煎服。

【师傅诊治】8 月 16 日四诊：脂肪瘤减小约 1/3，变软，胸胁痛减轻，仍口苦、痰多、心慌。

脉弦滑数按之减，寸弱。

上方加生黄芪 15g、白术 10g、柴胡 8g。

14 剂，水煎服。

按： 脂肪瘤总属痰核流注。由于阳虚，阴寒不散，痰浊瘀血凝滞。那么既然是阳虚，为什么不直接温阳散寒，比如桂甘姜枣麻辛附汤，令"离照当空，阴霾乃散"？熟地、鹿角胶、肉桂是温补精血之药，在此处如何起作用？

景岳云"脾主湿，湿动则生痰""痰之化无不在脾，而痰之本无不在肾""治痰者，求其本，痰无不清"，痰为津液不化之物，故化痰健脾与养阴并用，寓"补之潜消"之意。张氏指出："有畏其滋腻者，则崔氏何以用肾气丸而治痰浮？有畏其滑泽者，则仲景何以用八味丸治肾泄？"殊不知有开有合，何虑中阻滞腻之忧哉！有泥于熟地黄补阴、滋腻生湿，必兼伍"渗利"之说者，张氏驳之"盖气虚者不可复行气，肾虚者不可复利水，温补即所以化气，塞因塞用之妙也"。景岳习以肾阳虚者用八味丸，肾阴虚者用六味丸，并进而创立了右归饮、右归丸、左归饮、左归丸等，均重用熟地黄，从而扩大了补肾虚的方法。"脾肾虚寒，不能运化而为痰者，不必兼治痰气，只宜温补根本。若中气虚者，理中汤或温胃饮；阴不足者，理阴煎之类最佳""脾胃虚寒，中气不健，而三焦胀满者，是为气虚肿满……此所谓脏寒生满病也，唯宜温补。寒在中焦者，宜温胃饮、理中汤。寒在下焦者，宜理阴煎、八味地黄丸之类主之"。

例八十三：肝郁血虚有热（纳呆）

【学员诊治】黄某，女，32岁，石家庄人。2014年6月23日初诊：纳呆2年，纳后胃胀，便溏，每日1次，汗出后畏风，身发凉，咽干，既往秋冬季咳嗽3年，每次咳持续2～3个月，面色不华。

脉弦细数，沉取阳弱尺弦。

证属：中气虚。

法宜：补中益气。

方宗：补中益气汤。

党参12g	当归10g	熟地黄40g	黄芪12g
白术10g	升麻6g	炙甘草6g	柴胡6g
干姜6g	肉桂4g		

12剂，水煎服。

【师傅批改】脉弦细数。

上方去干姜、肉桂。加茯苓15g、丹皮9g、栀子9g。

【学员诊治】6月23日二诊：已有饥饿感，胃已不胀，痰能排出，白带多，左下腹酸，牵及左后腰酸。

脉弦细减。

上方加薏苡仁30g。

【师傅诊治】加鸡冠花15g。

14剂，水煎服。

【学员诊治】7月5日三诊：白带已正常，仍左下腹酸，牵及左后腰，便溏。

脉右轻取弦细，两脉伏取弦滑躁数。

证属：郁火。

僵蚕8g	蝉衣10g	姜黄9g	大黄6g
栀子10g	豆豉12g	连翘15g	薄荷6g

【师傅诊治】加柴胡9g。

7剂，水煎服。

【学员诊治】7月12日四诊：药后左下腹及左腰酸已减轻90%，纳可。昨晚经至，未痛经，咽部热痛有痰。药后大便日3~4次。

脉弦滑燥数。舌淡暗，少苔。

上方加丹皮10g

【师傅诊治】上方加川贝12g、瓜蒌15g。

7剂，水煎服。

李士懋

按： 对纳呆一症，多责之于脾胃气虚或气滞，食滞不化，肝郁乘脾，痰湿困阻或肾阳不足、火不生土。此患者脉弦细数，为肝郁、血虚有热之证。学员诊脉认为阳弱尺弦数，故用干姜、肉桂温下焦之寒，而师傅诊其脉无尺弦数，故去掉温热之干姜、肉桂，防其更伤阴津，加茯苓健脾祛湿，丹皮、栀子以清虚热。

二诊因白带多加薏苡仁，师傅加鸡冠花以加强止带之功。

三诊脉弦滑躁数，为郁热内扰之脉，故用升降散以散郁热。郁热由哪来？脉弦，由肝郁而来，故又加柴胡以解肝郁。

四诊脉未变，故守法守方，患者以咽部有痰为主，故加川贝、瓜蒌以清热理气化痰。

通过此医案可以看出师傅重视脉诊，但并不否定其他三诊，四诊合参始终是中医治病的得力武器，不能有任何偏废。作为学生，领会师傅的学术思想要全面，不能断章取义。

例八十四：心阳虚（胸痹）

【学员诊治】郭某，男，42 岁，本市人。2008 年 8 月 1 日初诊：左胸略空，卧则肢麻，上楼胸部不适 2 个月。2008 年 6 月 26 日住院治疗，出院诊断：心房扑动，心房纤颤。现口服胺碘酮、美托洛尔、单硝酸异山梨酯、地尔硫卓。

脉弦无力。舌淡红，苔白。

证属：心阳虚。

法宜：温通心阳。

方宗：麻黄附子细辛汤。

炮附子 18g（先煎）	云茯苓 15g	麻黄 4g
生黄芪 15g	桂枝 12g	白术 10g
细辛 6g	干姜 7g	炙甘草 8g
生晒参 15g		

7 剂，水煎服。

【师傅诊治】同意学员的诊治。

【师傅诊治】8 月 8 日二诊：药后汗量增多，左胸上部疼痛。

脉舌同上。

上方去麻黄；加浮小麦 30g、五味子 6g、生龙骨 15g（先煎）、生牡蛎 15g（先煎）。

14 剂，水煎服。

【学员诊治】8 月 22 日三诊：身欠温，不畏寒，汗出。

脉弦细无力，舌尚可。

方药：

炮附子 18g（先煎）	红参 15g	干姜 9g
红花 6g	浮小麦 30g	桂枝 12g
生黄芪 30g	云茯苓 15g	白术 10g
茯苓 9g	五味子 6g	

【师傅诊治】改炮附子为 30g（先煎）。

7 剂，水煎服。

【师傅诊治】8 月 29 日四诊：困，呵欠，左半身不舒，汗略减。

脉沉弦细迟无力，参伍不调。舌可。

上方改炮附子为 50g（煎）、干姜为 10g。

7 剂，水煎服。

【师傅诊治】9 月 5 日五诊：上述症状减轻，多汗。

脉沉迟无力。舌尚可。

上方改炮附子为 60g（先煎），加煅龙骨 30g（先煎）、煅牡蛎 30g（先煎）。

10 剂，水煎服。

【师傅诊治】9 月 15 日六诊：汗仍多，左胸微痛，善欠，约 10 次/日。

脉沉细。舌尚可。

方药：

炮附子 80g（先煎）　　红参 15g　　　干姜 15g

细辛 7g　　　　　　　煅龙骨 30g（先煎）

煅牡蛎 30g（先煎）　　桂枝 12g　　　生黄芪 30g

浮小麦 30g　　　　　　炙甘草 15g

28 剂，水煎服。

【师傅诊治】 10 月 13 日七诊：感觉已不著，头略紧，舌起疱 2 个。

脉微细。舌嫩红，苔少。

上方改炮附子为 50g（先煎），加山茱萸 15g、蜜 30mL，水煎服，嘱继服月余即可。

按： 此例重点在于阳虚附子的应用。初诊即紧紧抓住心阳虚病机，处方麻黄附子细辛汤。二诊时病情好转，但汗出多，脉证未变，考虑阳气复，心阳通而汗出。同时麻黄有发汗的作用，故停麻黄，加浮小麦 30g、五味子 6g、生龙骨 15g、生牡蛎 15g，敛汗止汗，同时防止阳气耗伤而暴脱。三诊学员仍守前方，师傅继续加大附子量至 30g，加强温阳作用，只因用药后脉象无明显起色。四诊、五诊及六诊脉证无明显变化，继续加量附子，最高达到一剂药 80g，并加煅龙骨、煅牡蛎敛阳，防阳气升浮暴脱。加蜂蜜以制附子之毒。

师傅用附子治疗阳虚时，常用至 30～60g，甚至最多可达 250g，加姜或蜂蜜并久煎即可无碍。

208

师傅应用麻黄附子细辛汤，宗旨是温阳散寒，常用于三种情况：

一是阳虚，寒束肌表者，此方温阳散寒。

二是阳虚，寒邪直中少阴，而不在表，见阴冷阴缩、小腹寒痛、四肢厥冷、头痛等。附子温阳；细辛启肾阳，散沉寒，且引麻黄直达于肾，散直入于肾经之寒达于肌表而解。

三是纯为阳虚阴寒凝泣者，此时用麻黄，已非散客寒，而是发越阳气解寒凝，伍细辛之启肾阳，相辅为用，鼓舞阳气之升发布散。所以，纯阳虚者，此方亦可用，此时麻黄、细辛量宜小。

例八十五：湿热蕴结于关节（滑膜炎）

【学员诊治】王某，男，30岁。2013年11月8日初诊：双膝不适，眼干，胃进冷食则嗳气。西医诊为滑膜炎。服激素致满月脸。

脉沉弦滑减。

证属：阳虚痰瘀。

法宜：温阳祛痰。

方宗：阳和汤。

熟地黄 30g	鹿角胶 15g（烊化）	肉桂 5g
白芥子 10g	麻黄 7g	炙甘草 7g
炮姜 9g	茯苓 15g	

【师傅批改】脉沉弦滑。舌水滑，稍暗。

证属：湿热蕴结于关节。

法宜：清热祛湿，通利关节。

方宗：薛生白四号方。

地龙 15g　　　　威灵仙 12g　　　　秦艽 12g

滑石 12g（包煎）　炒苍耳子 10g　　　丝瓜络 12g

海风藤 18g　　　　黄连 10g　　　　　苍术 9g

厚朴 5g　　　　　　艾叶 10g　　　　　薏苡仁 30g

怀牛膝 10g

14 剂，水煎服。

【学员诊治】11 月 22 日二诊：眼干减轻，胃胀减未已，膝无不适。

　　脉濡数。舌红，苔白。

　　上方继服 14 剂，水煎服。

【师傅批改】同意学员的诊治。

　　按：学员诊脉为弦滑减，弦滑为痰为饮，减则为虚，故给予阳和汤以温化痰饮。然师傅诊脉为沉弦滑，此为实脉，故给予四号方以清热祛湿。痰湿的生成与肺脾肾关系密切，脾虚，运化功能失常，水液代谢障碍，聚而为湿为痰；肺主通调水道，肺的宣降功能失常，通调水道功能亦随之受累，亦可致水液停聚；肾主水，肾之蒸腾气化不利，水液潴留，多引发水肿的发生。《金匮要略》有言"病痰饮者当以温药和之"，此为治本之法。然水湿痰饮之邪羁留体内，或素体阳旺，或因郁积日久而化热，此时如果仍以温药治之无异于抱薪救火。所谓治病求本，当力求病之根本病机而治

李士懋

之。现患者脉弦滑，为湿热之脉，故而当用清利湿热之法。病不在中焦，故不用黄连温胆汤类，不在上焦，故不用清金化痰汤之属，湿热亦不在下焦，故易黄汤可排除。病在关节，故而用既可清热利湿又能通利关节疏通脉络之四号方治疗获效。

此病历既体现了平脉辨证的重要性，又体现了四诊合参的意义。

例八十六：肝肾亏虚，相火旺，夹痰化风上扰（高血压）

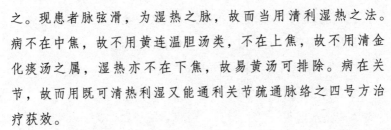

【学员诊治】张某，女，67 岁，深泽人。2013 年 12 月 30 日初诊：高血压，最高 180/110mmHg，服络活喜7.5mg/天，2 周后血压控制在 140/80mmHg。现头晕著，眼不欲睁，恶心，反复发作，时发时止，视物不清，伴心悸，汗出，欲便。即刻血压：138/78mmHg。蜈蚣、全蝎过敏。

脉弦滑涌减，稍劲，参伍不调。舌红，苔薄白。

证属：肝肾亏虚，夹痰上扰。

法宜：补肝肾，化痰息风。

方宗：三甲复脉汤合温胆汤。

熟地 12g	山茱萸 10g	五味子 10g	怀牛膝 12g
白芍 10g	胆南星 10g	瓜蒌 20g	清半夏 10g
茯苓 10g	白术 10g	竹茹 10g	丹参 18g
生鳖甲 25g（先煎）		生龙骨 25g（先煎）	
生牡蛎 25g（先煎）		生龟板 25g（先煎）	

7 剂，水煎服。

【师傅批改】脉弦滑，稍劲，右尺沉，左尺旺，参伍不调。

证属：肝肾亏虚，相火旺，夹痰化风上扰。

法宜：补肝肾，泻相火，化痰息风。

学员方去白术；加知母6g、黄柏6g。

7剂，水煎服。

【学员诊治】2014年1月6日二诊：药后头晕发作1次，时间缩短，未恶心。头晕时欲便，伴全身汗出，头汗多，仍视物不清，大便次数多，偶胃酸，体力增。即刻血压125/78mmHg。

脉弦滑劲，尺沉，左尺旺已平。舌暗红，苔薄白。

上方去知母、黄柏，改：山茱萸为15g、白芍为15g。

【师傅批改】加山药15g。

7剂，水煎服。

【学员诊治】1月16日三诊：头晕未发作，大便每日2次，成形，即刻血压130/80mmHg。

脉弦滑，左稍劲。舌可。

上方7剂。

【师傅批改】同意学员的诊治。

按：高血压的发生与心排血量和周围血管阻力有关，当血管收缩，顺应性下降时外周阻力增加，血压就会上升。脉劲为精血亏虚，不能濡养筋脉，使脉拘紧不舒，弦则为肝，滑为有痰，故三甲复脉汤滋肾水以息肝风、养阴精柔筋脉，和温

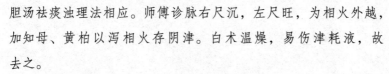

胆汤祛痰浊理法相应。师傅诊脉右尺沉,左尺旺,为相火外越,加知母、黄柏以泻相火存阴津。白术温燥,易伤津耗液,故去之。

二诊因大便次数多,加山药以健脾。

诸药合用,肾水得滋,相火归原,肝木得养,虚风自息,郁阻于脉络之痰浊祛,阴阳升降之道路通畅,症自除。

第四章　用仲景方，小方起沉疴

　　目前的临床，方子越开越大，力求做到面面俱到。然看《伤寒论》《金匮要略》，多为几味药的小方，常能治疗急重症。师傅临床非常推崇经方，认为"经方严谨而精炼，理奥而效奇，历经近两千年无数医家临床实践的检验，深得历代医家的称颂、推崇，至今仍被中医界奉为瑰宝，给人以无穷的启迪"。师傅认为，掌握经方就要"钻研并掌握仲景的思辨方法。仲景以六经辨证为纲，糅合了八纲辨证、脏腑辨证、病因辨证、经络辨证，以脉诊为辨证之纲，平脉辨证"。

　　师傅使用经方非方证相应，而是平脉辨证用经方。师傅著《仲景脉学求索》，详论仲景脉学，以仲景脉学指导临床应用。

　　看师傅临床处方，常用两三味多则五六味的小方治疗重症急症。从以下医案可以看出师傅对经方的把握，值得我们学习借鉴。

例八十七：阳虚（遗精）

　　【学员诊治】 王某，男，22岁，本校学生。2014年5月17日初诊。遗精6年，平均3~4日一次，曾于他处服中药治疗一年有余，服药有效，停药则发（药物具体不明），手凉，稍腰酸，髋关节酸痛，头发油脂多，脱发，白发多。寐差，多梦。

脉弦细减，尺弦。舌淡无苔。

证属：阳虚不固。

法宜：温阳益肾，固精。

方宗：真武汤合右归丸。

茯苓 13g	白术 12g	白芍 12g
炮附子 12g（先煎）	熟地黄 15g	山药 30g
菟丝子 15g	山茱萸 15g	巴戟天 15g
肉苁蓉 15g	桂枝 12g	金樱子 30g
炙甘草 6g	杜仲 15g	干姜 8g
肉桂 15g	覆盆子 30g	
生龙骨 30g（先煎）	生牡蛎 30g（先煎）	

【师傅批改】脉弦细减，尺弱。

方宗：桂枝加龙骨牡蛎汤。

桂枝 12g	白芍 12g	生姜 6 片
大枣 6 枚	炙甘草 8g	生龙骨 30g（先煎）
生牡蛎 30g（先煎）	生黄芪 15g	

7 剂，水煎服。

【学员诊治】6 月 7 日二诊：患者舌干、咽干、腰酸、手凉、遗精无明显改善。受凉后易腹泻。

脉弦减。舌略红。

上方加黄芪 15g。

14 剂，水煎服。

【学员诊治】6 月 21 日三诊：患者服药期间遗精 2 次，舌干、咽干已无，受凉后易腹泻。

脉弦减。舌可。

方同上。

14 剂，水煎服。

【学员诊治】7 月 14 日四诊：患者遗精十余天 1 次，不腹泻，自觉身体乏力。

脉弦滑减，尺弦。舌可。

证属：阳气虚。

法宜：温补阳气。

方宗：黄芪桂枝五物汤。

> 黄芪 15g　　　　　桂枝 12g　　白芍 12g
> 生姜 6 片　　　　　大枣 6 枚　　炮附子 12g（先煎）
> 芡实 30g　　　　　锁阳 15g　　金樱子 12g
> 生龙骨 30g（先煎）　生牡蛎 30g（先煎）

14 剂，水煎服。

【学员诊治】7 月 26 日五诊：患者上述症状均无，头痒，易出油。

脉弦细减。舌尖红。

证属：阴阳两虚。

法宜：调和阴阳。

方宗：黄芪桂枝五物汤合当归补血汤。

> 黄芪 30g　桂枝 12g　白芍 12g　炮附子 12g（先煎）
> 生姜 6 片　大枣 6 枚　当归 15g　生龙骨 30g（先煎）
> 生牡蛎 30g（先煎）

7 剂，水煎服。

平脉辨证传承实录百例（二）

李士懋

按：《金匮要略·血痹虚劳病脉证并治》曰："夫失精家，少腹弦急，阴头寒，目眩发脱，脉极虚芤迟，为消谷亡血失精。脉得诸芤动微紧，男子失精，女子梦交，桂枝龙骨牡蛎汤主之。"本条适用于虚劳甚，失精重者。经云："夫精者，生之本也。"人之生长壮老已，皆取决于肾精之盛衰，肾精衰则五脏皆堕，虚劳诸证迭起。

肾精亏虚，何不使用学员之方补肾涩精？盖大虚久虚之人，不宜峻补，峻补恐脾胃不能运化，反生壅滞，此谓过犹不及。故予桂枝加龙骨牡蛎汤，桂枝汤调和营卫，重在胃气，使化源不竭，龙骨、牡蛎敛涩精气，使精气勿亡失。

师傅于方中加入黄芪15g，因于极虚者，当取之于中，健后天之本，脾胃健，自可化生精微，奉养五脏六腑。

例八十八：阳虚（心悸）

【学员诊治】于某，女，60岁。2013年9月28日初诊：心前区闷4~5年，心悸，运动后加重，善太息，后背沉凉，胃反酸，易急，腰痛腿酸，健忘，咽痛，即刻血压130/90mmHg。

脉沉弦濡滑数，右寸旺。

证属：湿热痰阻上扰。

方宗：小陷胸汤。

黄连8g	清半夏10g	瓜蒌20g
胆南星10g	石菖蒲10g	竹茹10g
生龙骨20g（先煎）	生牡蛎20g（先煎）	

【师傅批改】 脉沉弦濡减，左寸沉而无力。

证属：阳虚，清阳不升。

方宗：桂枝甘草汤。

> 桂枝 12g　　甘草 12g

7 剂，水煎服。

【学员诊治】 11 月 8 日二诊：心慌明显好转，胸闷无，善太息、后背凉、胃反酸均减轻，咳嗽 3~4 天，咽发紧，痰多。

脉沉弦濡减，左寸无力，右寸弦细。

证属：肺失宣降，痰湿内蕴。

法宜：宣降肺气，佐以化痰。

方宗：止嗽散合二陈汤。

> 前胡 12g　　甘草 6g　　款冬花 12g　　陈皮 10g
> 桔梗 12g　　紫菀 12g　　清半夏 12g　　茯苓 15g

【师傅批改】

方药：

> 桂枝 12g　　炙甘草 12g　　云茯苓 15g　　白术 10g
> 清半夏 10g

7 剂，水煎服。

按：《伤寒论》曰："发汗过多，其人叉手自冒心，心下悸，欲得按者，桂枝甘草汤主之。"汗为心之液，过汗易伤阳。故知，此方可用于心阳虚之证。

此案，患者左寸沉而无力，左寸候心，沉而无力为阳虚，

李士懋

故知心阳虚。心阳亏虚，心无所倚而悸动，胸阳不振而胸闷。治当温振胸阳，方予桂枝甘草汤。

柯琴曰："桂枝得甘草则补中益气而养血。"桂枝甘草汤以桂枝为君药，温经通脉，补心助阳，独任甘草以为佐药，补心以益血脉，二药相合，辛甘化阳，阳生阴化而奉心，心阳得养，心悸自愈。

经方，方简药精，配伍恰当，方小效著，临床用药如用兵，非只大部队能取得胜利，重在巧妙用兵，排兵布阵。师傅在临床常用桂枝甘草汤、芍药甘草汤、栀子豉汤、四逆汤等小方，常能取得意想不到的疗效。

例八十九：阳虚，痰瘀阻遏（结肠炎）

【学员诊治】李某，男，43岁，邯郸人。2014年5月10日初诊：左腹有一长而硬的条索状物，阵痛剧，一日发作数次，怕冷。B超示：未见明显异常。结肠镜：诊为结肠炎。

脉沉弦减。舌尖红，舌体胖大，苔腻，唇紫。

证属：阳虚，痰瘀阻遏。

法宜：温阳散寒，祛痰活血。

方宗：升阳益胃汤。

党参 12g	白术 10g	黄芪 12g	黄连 7g
清半夏 20g	炙甘草 6g	陈皮 6g	茯苓 12g
泽泻 15g	防风 7g	羌活 7g	独活 7g
柴胡 6g	白芍 12g	生姜 4 片	大枣 6 枚

桂枝 12g	小茴香 6g	乌药 12g	木香 4g
桃仁 12g	红花 12g	蒲黄 12g（包煎）	
五灵脂 12g	白芥子 12g	炮附子 12g（先煎）	

7 剂，水煎服。

【师傅批改】 脉沉弦拘减。

证属：阳虚寒凝。

法宜：温阳散寒。

方宗：桂甘姜枣麻辛附汤合大建中汤。

麻黄 9g	桂枝 12g	细辛 9g
干姜 9g	炮附子 15g（先煎）	川椒 7g
吴茱萸 9g	党参 12g	

7 剂，水煎服，加辅汗三法，取汗。汗透，改日 1 剂服。

【学员诊治】 服药 7 剂，共发了 7 次汗，全身皆汗。疼痛程度、次数皆减轻一半以上，左下腹疼痛时有硬结。

脉弦濡数，已无拘象。舌根部苔白腻。

证属：阳虚湿蕴。

法宜：温阳化湿。

上方加黄芪 15g，改麻黄为 6g。

7 剂，水煎服。

后未再诊。

李士懋

按：（1）为何诊为阳虚寒凝？

腹痛，原因甚多，何以独诊为阳虚寒凝？脉沉弦减，此皆阴脉,减为阳虚;拘乃阴寒收引凝泣之象,故诊为阳虚寒凝,故予温阳散寒解寒凝之桂甘姜枣麻辛附汤。

（2）汗出的程度,何者为佳?

如桂枝汤所求之汗,"遍身漐漐微似有汗者益佳,不可令如水流漓,病必不除"。

（3）汗后转归如何判断?

汗后可有多种变证,概括起来,无非三种。

①热化:脉当见浮、滑、数、数大、动数、细数,伴有其他热象。

②寒化:脉见沉、细、微或浮虚无力,伴有其他寒象。

③脉证同前,证未变,仍宗前法治之。

本案脉转沉濡缓,浮乃阳见复,濡缓为湿,拘象已除,为寒凝已解。法当健脾除湿,何以仍用前方,仅麻黄量由9g改为6g而已?因方虽同,然不加辅汗三法,已非汗法。此处用麻黄在于鼓舞阳气,故麻黄减量用之。

④见湿盛,何以不用苍术、薏苡仁、泽泻等,而仍用原方?因湿之生,缘于阳不化,治病必求其本,故仍予温阳以化湿。故有"见痰休治痰,见血休治血"之戒,亦可"见湿休治湿",温阳乃治其本也。

例九十:大气下陷（大小便失禁）

【学员诊治】王某,女,82岁,本市人。2013年10月4日初诊:大小便失禁1年,进行性加重,自己无感觉。曾患脑梗,腿肿,脚底阵发刺痛5年,无食欲,偶胸闷憋气,全身痒,肛门下坠感十余日。

脉沉弦滑减。舌可。

法宜：健脾祛痰通络。

方宗：二陈汤。

党参 12g	茯苓 30g	白术 12g	炙甘草 6g
陈皮 4g	半夏 12g	地龙 15g	姜黄 12g
丝瓜络 15g	桃仁 12g	红花 12g	蒲黄 12g
泽泻 30g	薏苡仁 30g	益智仁 12g	金樱子 12g
芡实 12g	桑螵蛸 15g	肉桂 6g	
炮附子 12g（先煎）			

【师傅批改】

证属：气虚升举无力。

法宜：益气升提。

黄芪 60g	升麻 12g	柴胡 10g	党参 12g
防风 9g			

3 剂，水煎服。

【学员诊治】10 月 7 日二诊：药后肛门下坠感减轻，仍二便失禁，次数多，夜间大便 3 次，不成形。

脉弦减。

上方加赤石脂 30g、禹余粮 30g。

7 剂，水煎服。

【师傅批改】脉阴弱寸弦。

同意学员方。

后一直用益气升阳之品加减治疗 4 个月，肛门坠胀疼痛已无，大便可以控制，有时偏溏。

按：此病例学员用了近 20 味药来治疗患者的疾病，力求做到面面俱到，生怕丢下哪个症状，完全成了对症治疗。肛门疼痛、二便失禁、脉无力，此大气下陷，升举无力。师傅仅用 5 味药即达到效如桴鼓的作用，且黄芪用至 60g，此"治病必求其本"，非眉毛胡子一把抓，用药如用兵，非兵多就能打胜仗，要讲究排兵布阵。

此案前后治疗 4 个月，一直以益气温阳为治法，肛门坠胀疼痛已缓，大便能控制，但次数仍较多，小便失禁。

例九十一：热盛（痞满）

【学员诊治】耿某，男，61 岁，石家庄市人。2011 年 7 月 6 日初诊：脘腹痞满多年，加重 1 年。着凉后或静坐久时明显，活动后或经按摩腹部排气后缓解。平时不欲饮食，便调，高血压病病史 3 年，脑梗 2 个月，冠心病病史十余年。

脉弦滑。舌暗红，苔薄腻。

证属：寒热错杂，中焦失运。

法宜：辛开苦降，理气降逆。

方宗：半夏泻心汤。

清半夏 12g	党参 10g	黄连 6g	干姜 7g
黄芩 10g	炙甘草 6g	枳实 10g	川厚朴 10g

【师傅批改】脉弦滑燥数。

方宗：大黄黄连泻心汤。

> 黄连 12g　　黄芩 10g　　枳实 10g　　川厚朴 12g
>
> 大黄 6g　　芒硝 20g（分冲）

7 剂，水煎服。

【师傅诊治】7 月 18 日二诊：症著减，腹泻每日 3 次。

上方 3 剂，水煎服。

【师傅诊治】7 月 22 日三诊：症已不著，服上次药后大便每日 1 次，食可。

上方加瓜蒌 18g、赤芍 12g。去芒硝。

7 剂，水煎服。

按：卦云，阴阳相交谓之泰，阴阳不交谓之否。脘腹痞满，痞者，否塞不通之意。中焦气机痞塞，阴阳不相交通，而生痞满。痞塞不通，可因脾气虚，失于运化而气机壅滞，可因脾虚气滞湿停，虚实夹杂之证而阻遏气机，可因气滞、湿停、火郁、血瘀、寒闭、食积、燥屎等闭阻气机。

《金匮要略·呕吐哕下利病脉证治》曰："呕而肠鸣，心下痞者，半夏泻心汤主之。"阴阳相交者，乃升已而降，降已而升，阴阳升降不已。人身阴阳之升降，赖脾之斡旋，阳气上升，阴气下降，升降不息，故脾为升降之枢。倘脾胃虚，则升降失司，中焦痞塞不通而为痞。半夏泻心汤所治根本原因为脾虚，升降失司，上热下寒，故以人参、炙甘草、大枣健脾，黄芩、黄连苦寒清热，干姜辛热祛寒，半夏交通阴阳，共奏辛开苦降，

李士懋

以复升降运化之职。《伤寒论》第 154 条曰："心下痞，按之濡，其脉关上浮者，大黄黄连泻心汤主之。"以方测证，大黄黄连泻心汤治疗的心下痞乃为热盛于中焦，气机痞塞不通之热痞耳！半夏泻心汤与大黄黄连泻心汤同为泻心汤，同治疗痞证，然却为一虚一实，一补一泻。本案脉为弦滑躁数之实脉，非虚证。故师傅以大黄黄连泻心汤加味清热以泻之。

例九十二：阳虚水泛（头痛）

【学员诊治】患者王某，女，52 岁。2009 年 8 月 8 日初诊：心慌（房颤）1 个月。头晕，视物旋转，重时不能坐立，无恶心呕吐，夜不能寐，行则心紧。2009 年 4 月曾因头痛住院治疗，西医诊断为脑供血不足。

脉沉细无力。舌较淡胖。

证属：气虚清阳不升。

法宜：益气升阳。

方宗：益气聪明汤。

党参 15g	白术 10g	白芍 10g	炙甘草 6g
羌活 7g	升麻 7g	柴胡 8g	当归 10g
蔓荆子 10g	葛根 15g	防风 8g	

【师傅诊治】脉沉微细无力。

证属：阳虚饮泣。

方宗：真武汤。

炮附子 15g（先煎）	炙甘草 9g	茯苓 15g	白术 10g
红参 15g	白芍 12g	桂枝 12g	

7 剂，水煎服。

【师傅诊治】8月15日二诊：患者上述症状均减，心电图示：心率50次/分。

脉同上，尺甚。舌可。

上方加仙茅12g、仙灵脾10g。

14剂，水煎服。

【师傅诊治】8月22日三诊：头痛渐停，头尚晕，心慌食后显著，无力，下肢麻，畏寒。

脉弦徐细无力。

上方加：当归12g。

7剂，水煎服。

另：鹿茸30g、紫河车30g、红参30g、灵芝粉20g共轧细，分60次服，1日2次。

按：《伤寒论》曰："太阳病，发汗，汗出不解，其人仍发热，心下悸，头眩，身𥆧动，振振欲擗地者，真武汤主之。"真武汤治疗肾阳亏虚，水饮上泛之证。水饮泛于头，则头痛、头晕；凌于心则心悸；干于胃则吐；注于下则水肿，故水饮内停，诚然证诸多，然何以别？关键在于脉。脉沉微细无力，乃少阴之主脉，舌淡胖乃水饮停聚之象，故诊断为肾阳亏虚，水饮上泛证，予真武汤补肾阳以化饮。

真武汤为何用白芍？芍药益阴，阳虚气化不利则小便不利，阴气本盛，何以还需养阴？水泛者乃邪水，邪水的产生，亦是津液停蓄而成水湿痰饮。"邪水盛一分，真水少一分"，津液既已化为邪水，则正水必少。此时加芍药，乃益其阴，固其正水也。湿盛则燥，所以化湿之时，常加养阴生津之品，如小青龙汤、当归芍药散等。

例九十三：少阳郁热（发热）

【学员诊治】刘某，女，28 岁，石家庄市人。2014 年 4 月 18 日初诊：发热一个月余。体温最高 39.5℃，曾输液治疗，时轻时重。现左侧下颌淋巴结红肿，省二院诊断为淋巴结炎。患者感觉里寒外热，纳差，时值经期第 4 天，小腹痛，经血量少，有血块。

脉弦细数减。舌嫩红。

证属：气阴两虚。

法宜：益气养阴。

方宗：理阴煎。

熟地45g	肉桂6g	党参12g	当归12g
柴胡9g	黄芪12g	干姜6g	茯苓15g
白术12g			

5 剂，水煎服。

【师傅批改】

证属：少阳郁热。

法宜：清透郁热。

方宗：小柴胡汤合普济消毒饮。

柴胡12g	黄芩9g	清半夏9g	党参10g
黄连9g	板蓝根12g	牛蒡子10g	升麻6g
玄参12g	马勃4g	桔梗9g	连翘15g
僵蚕12g			

3剂，水煎服，日服2剂。

【师傅诊治】4月19日二诊：药后汗出，已不发热，左侧淋巴结仍肿，纳仍差。

证药相合故立竿见影。但脉仍沉弦燥数，说明郁热未尽，故乘胜追击。

上方加栀子8g、蝉蜕8g、大黄5g。

7剂，水煎服。

按： 患者发热月余，伴头面红肿焮痛，里寒外热。脉弦细数减，学员诊断气阴两虚，治以益气养阴。究其原因只注重脉弦细减为虚，而忽视脉弦数为有郁热未解，结合左侧下颌为厥阴肝经循行部位，故断为少阳枢机不利，热邪仍郁于体内。

少阳郁热何以脉细数减？其一少阳病是血弱气尽，血虚不能充盈，气虚不能鼓荡而脉细而减，少阳郁结，疏泄失司，气血不得畅达，不能充盈鼓荡于脉，因而脉弦细。少阳郁结，邪热内郁，故脉数。因此少阳郁热，脉弦细数。

少阳属阳明、太阴之间，如热盛则可转为阳明，如阳气转虚则入于太阴，此即少阳病的本质：半阴半阳、半虚半实。如素体阳盛或过用温热药物，则郁热重，出现栀子豉汤证；邪热蒸腾，入于阳明则成阳明经证，热与燥屎互结，成阳明腑实证，如白虎、承气类。如素体阳虚，或过用寒凉，热退正虚而出现太阴证，如理中、四逆辈。

此案二诊，服药1剂，热退，为何热已退仍要予药治疗？

《伤寒论》曰："脉数急者为传也。"假使患者仍发热，但脉象已和缓，可知患者不久将愈。此案患者虽身热已退，然脉仍躁数，知郁热仍重，虽热暂退而未愈，故知当继续予清热透热之品，得脉静身凉，方为治愈。

第五章　其他医案

例九十四：湿热（汗出）

【学员诊治】范某，男，31 岁。2013 年 3 月 8 日初诊：患者易出汗，畏寒，平素易外感，纳可，大便不爽，神疲易困。

脉沉滑濡数。舌可。苔白厚。

证属：中焦湿热蕴蒸。

法宜：清利中焦。

方宗：三仁汤。

杏仁 10g	厚朴 8g	黄芩 8g	滑石 12g（包煎）
白术 12g	豆蔻仁 10g	通草 8g	炙甘草 7g
防风 6g	薏苡仁 12g	清半夏 18g	当归 12g
黄芪 10g			

7 剂，水煎服。

【师傅批改】同意学员的诊治。

服药期间症状反复，前后予本方加减服用 28 剂而症除。

按： 易汗出是小疾，实热或阴虚有热迫津液外泄可以汗出，气虚、阳虚肌表不固可以汗出，瘀血、痰饮、湿热等邪气阻滞，津液运行失其常道可以汗出，究竟如何辨别？从症状辨证，按方证相应可行吗？如本案，易出汗，畏寒，易外感，皆看似阳虚，为何诊为湿热？凭脉辨证，脉沉濡滑数，沉主气滞，滑数乃为热内伏之象，濡为湿，故应为湿阻而热伏。湿热致汗，可自汗，可盗汗，可阳虚汗出，可脱汗，不一而足。湿热阻滞阳气不伸，可似阳虚而畏寒，湿热内蕴外蒸，可似阴虚而手足心热等。症状变化多端，故不能作为诊断的标准。唯脉当濡滑，苔当滑腻，此为辨证要点。

湿的治则为发汗，利小便，何以汗出而为仍有湿？此汗出乃湿热熏蒸迫津外泄，非阴阳调和之正汗，故而虽汗而不解。

此小疾，何以服药 28 剂才解？湿为阴邪，湿性黏滞，湿热相合，如油入面，利湿则有碍清热，清热用寒凉药则影响化湿，故须慢慢调治，分消湿热，湿去热孤，则湿热尽去，疾病痊愈。

例九十五：阳虚寒凝（口疮）

【学员诊治】张某，女，50 岁。2013 年 4 月 12 日初诊：自去年春节后，时发口疮，咽干痛，服用西药效果不佳，双下肢肿二十余年，左侧重，晨起肿消，夜间加重。怕冷，着凉则腹不适，腹泻，已绝经 5 年。

脉沉弦拘减，右无力。舌可。

证属：阳虚寒凝。

法宜：温阳散寒。

方宗：桂甘姜枣麻辛附汤。

桂枝12g　生姜7片　麻黄6g　炮附子12g（先煎）

炙甘草9g　大枣5枚　细辛6g　桔梗9g

【师傅批改】上方加干姜7g。

7剂，水煎服。

【学员诊治】4月19日二诊：患者咽干痛，前天又口疮，下肢肿如前。

脉沉弦拘减。舌可。

予上方14付，水煎服。

【师傅批改】同意学员的诊治。

【学员诊治】5月16日三诊：又有新口疮，下肢已不肿。

脉同上。

上方加清半夏12g。

【师傅批改】同意学员的诊治。

李士懋　**按：**《内经》云："足少阴之脉，循喉咙，夹舌本……"，风寒闭束，少阴经脉不通，宜用麻黄附子细辛汤主之。

此案脉沉拘减，减主阳虚，拘主寒客，故定为阳虚寒凝证。以脉解症，阳虚，气血津液不能输布，津液不能上呈则咽干；津血不布，化腐成疮，则发为口疮；阳不能化气，水湿下流则双下肢肿；脾阳虚则下利。方中桂枝、甘草、生姜、大枣、麻黄、细辛、附子温阳散寒，阳气得运则诸症皆消。临床诸多医师治疗咽痛口疮多以清热化湿之品，此非口疮论治的全部，临床应平脉辨证，灵活治疗，不能见热证即用寒凉药。《内经》就有"热因热用，寒因寒用"之治则，临床应悉心体会。

例九十六：湿热上蒸（口臭）

【学员诊治】张某，女，65 岁。2013 年 3 月 23 日初诊：夜寐口苦 16 年，伴口臭，食后腹满难下，常须服助消化药或拔罐方可，易疲劳 3 年。20 年前因脾出血而行切除术，当时输过血，3 年前发现丙肝。2011 年在和平医院 B 超诊断为轻度肝硬化。

脉濡滑数减。

证属：气虚夹湿。

方宗：升阳益胃汤。

黄芪 12g	党参 12g	茯苓 15g	白术 10g
清半夏 10g	陈皮 6g	羌活 7g	防风 7g
炙甘草 7g	泽泻 12g	白芍 12g	黄连 9g
柴胡 9g	升麻 7g		

【师傅批改】脉弦濡滑略数。

法宜：利湿化浊，清热解毒。

方宗：甘露消毒丹。

茵陈 15g	白豆蔻 7g	藿香 12g	黄芩 10g
滑石 15g	川木通 7g	石菖蒲 9g	连翘 9g
枳实 8g			

7剂，水煎服。

【师傅诊治】3月30日二诊：诸症如前，补述时烘热，但不出汗。

脉弦濡滑。舌红。

上方加焦槟榔8g、佩兰15g。

14剂，水煎服。

【学员诊治】4月13日三诊：口苦减轻50%，口臭亦轻，仍腹满，易疲劳。

脉弦濡滑，舌尖红。

上方加泽泻10g，改焦槟榔为12g。

14剂，水煎服。

【师傅批改】同意学员的诊治。

后未再诊。9月随访效果明显。现正治疗肝病。

按：此例脉弦濡滑略数，弦主气机不畅，濡滑数乃湿热阻遏之象。故断为湿热，湿热之邪熏蒸于上故而口苦、口臭，且夜间阳入于里更助其热；湿热黏滞阻遏中焦气机，则食入不下；湿邪最伤阳气，且使气机不畅，阳气不能通达而易疲劳。

湿热之邪不可纯用寒凉，有郁伏气机之虞，治当以清利化透并施，故方用甘露消毒丹，此方出自《温热经纬》，由飞滑石、绵茵陈、淡黄芩、石菖蒲、川贝母、木通、藿香、射干、连翘、薄荷、白豆蔻诸药组成，神曲糊丸。有利湿化浊、清热解毒之功。用于湿温初起，邪在气分，湿热并重，症见身热倦

234

平脉辨证传承实录百例（二）

怠、胸闷腹胀、肢酸咽痛、身黄颐肿、无汗烦渴等。

湿热之邪侵入人体，如油入面，最难拔出，需要耐心。恩师临床凭脉辨证，脉不变，证亦不变。本例二诊不效，非但守方不变，反更加畅中化浊之品，方由 7 剂变为 14 剂。师傅告诉我们治病有时就像蒸馒头，火候不到，馒头熟不了，要既有见识又有定力。

濡脉偏软，临床中稍不注意易断为无力之象，此例即是学员断为无力，按虚证立法处方的，虚实迥异，大方向就错了。

例九十七：肾寒气虚湿蕴（髋关节疼痛）

【学员诊治】左某，男，23 岁。2013 年 7 月 5 日初诊：两髋关节疼痛七年余，活动不利，逐渐加重，伴颈部两侧紧，冬季重夏季轻，余可。西医诊断：强直性脊柱炎。

脉沉弦滑略数。舌有裂纹。

证属：病在肝肾之经，气血不足。

方宗：逍遥散合麻杏甘石汤。

柴胡 8g	云茯苓 12g	白芥子 5g	当归 12g
白术 7g	薏苡仁 12g	威灵仙 12g	白芍 12g
炙甘草 12g	杏仁 12g	麻黄 6g	

【师傅批改】脉沉濡滑略数，沉取阳微阴弦。

证属：肾寒，气虚，湿蕴。

法宜：益气，温阳散寒，化湿通络。

生黄芪 15g	炮附子 15g（先煎）	薏苡仁 30g
地龙 15g	党参 15g	制川乌 15g（先煎）
全虫 10g	白花蛇 1 盘	苍术 12g
白术 12g	麻黄 7g	蜈蚣 15g 条

桃仁 12g　　红花 12g

21 剂，水煎服。

另：乳香 30g、土元 10g、血竭 30g 分冲。

【学员诊治】7 月 26 日二诊：药后诸症同前，服至第 6
剂时出现腹痛，日泻 10 次，甚则水样便，后大便逐渐成形，
带血，医院查为内痔，现偶大便带血。

脉沉弦濡数，左沉取阳减尺弦。舌有裂纹。

上方加黄连 8g、三七粉 6g（分冲）、地榆 10g。

【师傅批改】于学员方去黄连。

7 剂，水煎服。

【学员诊治】8 月 3 日三诊：药后未服止痛药，觉两髋
疼痛较之前减轻，尚可忍受，痔较之前减轻，偶便中带血。

脉左弦细濡数，沉取阳减尺弦，右弦细拘数减。舌裂
纹，地图舌。

上方加山茱萸 20g、白芍 15g。

7 剂，水煎服。

【学员诊治】8 月 10 日四诊：晨僵及疼痛均减，1 周来
未服止痛药，便血已止，自诉服药后食欲下降，胃胀。

脉弦濡数减，按之阳减尺弦细。舌嫩裂纹舌。

上方加白术 10g、焦三仙各 12g、仙茅 15g、仙灵脾 12g。

7 剂，水煎服。

按：《素问·长刺节论》曰："病在骨，骨重不可举，

骨髓酸痛，寒气至，名曰骨痹。"现代如类风湿等各类疾病，出现肢体沉重，关节疼痛，甚则肢体发生痉挛变形，皆可参照中医各类痹证治疗。

此案虚实夹杂，临床上遇到这样的问题是最棘手的，何以定之？平脉之沉取有力无力定虚实，当虚实夹杂时，要看脉虚实的程度以及兼脉，脉以实为主，则证以实为主；脉以虚为主，则证以虚为主。此案脉沉濡滑略数，知为湿热内蕴，按之阳减尺弦则为气虚、下焦阴寒，故立益气、温阳散寒、化湿通络之法。此为虚实夹杂疾病平脉辨证的处理原则。

二诊，学员加黄连，师傅何以去之？脉无热象，不能见出血即为有热，而加清热之品。此平脉定寒热虚实。

例九十八：肝寒犯胃（吐泻）

【学员诊治】王某，女，65岁，本市人。2010年12月3日初诊：胃不适，吐泻，反复发作；昨又吐泻，头晕如坐舟船。烘热汗出，口流涎，后背痛。

脉弦滑减。

证属：少阳证。

法宜：和解少阳。

方宗：小柴胡汤。

| 柴胡12g | 清半夏12g | 大枣3枚 | 黄芩7g |
| 生姜5片 | 党参10g | | |

3剂，水煎服。

【师傅批改】脉弦。

证属：肝寒犯胃。

方宗：吴茱萸汤。

　　　吴茱萸 7g　　　生姜 20g　　　党参 12g　　　清半夏 10g

3 剂，水煎服。

【师傅诊治】12 月 6 日二诊：上述症状减轻。仍头昏，烘热汗出。

脉弦兼劲。

证属：肝阳上亢。

方宗：三甲复脉汤。

　　　生龙骨 25g（先煎）　　　　　生牡蛎 25g（先煎）

　　　生龟板 25g（先煎）　　　　　生鳖甲 25g（先煎）

　　　生白芍 15g　　　夏枯草 15g　　　干地黄 15g

　　　龙胆草 5g　　　丹皮 10g　　　山茱萸 12g

7 剂，水煎服。

【师傅诊治】12 月 20 日三诊：胃已和，未吐泻，流涎，尚头晕，烘热汗出。项背沉，近咳嗽。

上方加怀牛膝 9g、五味子 6g。

7 剂，水煎服。

按：《内经》曰："脾虚则泻，胃虚则吐。"又曰："食滞于胃口者为吐，食滞于大小肠者为泻。"脾胃位于中焦，为水谷之海，升降之枢，故脾胃虚，则升降失司，中焦痞塞不通而致上吐下泻，然吐泻为脾胃虚乎？非也！本案弦脉主肝。"弦则为减，减则为寒"，故断为肝寒犯胃。肝寒者，肝失于疏泄而致吐泻。故师傅予吴茱萸汤暖肝散寒，降逆止呕。正如

《伤寒论》第378条曰："干呕吐涎沫，头痛者，吴茱萸汤主之。"既然为厥阴寒逆犯胃，何不用乌梅丸，偏偏用吴茱萸汤呢？吴茱萸温而散，《神农本草经》谓其："温中，下气，镇痛，逐风，开腠理。"《本草备要》言其"宣祛风寒，开郁"。又曰："吴茱萸专入肝，而旁及脾肾。"方中又重用生姜之辛散，而乌梅丸用干姜附子之温阳，重在肝之阳气虚，相火内郁，寒热错杂之泄泻。所以吴茱萸汤的特点是温而散。散什么？散客寒，本为厥阴阳虚之人，又受寒饮冷，寒邪直入厥阴，寒逆犯胃而呕吐、下利、吐涎沫。故吴茱萸汤证是寒邪直入厥阴者。

例九十九：气虚水亏（白血病发热）

【学员诊治】宋某，男，48岁，任丘人。2013年8月30日初诊：1个月前开始发烧，体温39.5℃。在家治疗7日无效后在沧州市中心医院住院1个月。头晕，咳嗽，视物模糊，结膜充血，双脚有出血点，胃胀，口苦。便秘，2～3日1次。

西医检查：颗粒增多的急性早幼粒细胞白血病（M3a型）。

住院前白细胞$21.4×10^9$/L，治疗后较正常。现血红蛋白75g/L，血小板$67×10^9$/L。3日前输血和血小板，近三四日未发热。

脉弦数。舌黄腻暗。

证属：肝经郁热。

方宗：泻青丸。

> 龙胆草 6g　大黄 6g　　防风 6g　川芎 7g
>
> 竹叶 8g　　地骨皮 12g　生地 15g　麦冬 15g
>
> 栀子 12g　羌活 6g　　当归 12g　桑白皮 12g
>
> 海蛤粉 15g　黄芩 12g　桃仁 12g　红花 12g
>
> 蒲黄 12g　旋覆花 15g（包煎）　代赭石 10g（先煎）

【师傅诊治】脉弦，沉取寸弱，尺弦动数。舌偏淡红，苔白。

证属：气虚水亏。

方药：

> 干地黄 15g　　生黄芪 15g　　柴胡 9g　　知母 6g
>
> 黄柏 6g　　　党参 12g　　　升麻 7g　　丹皮 10g
>
> 白术 10g　　　当归 12g　　　茯苓 15g　　炙甘草 8g
>
> 生龟板 30g（先煎）　　　　生鳖甲 30g（先煎）

7 剂，水煎服。

【学员诊治】9 月 7 日二诊：药后基本不发热，头晕咳嗽减轻一半，流涕，视物模糊。双脚出血点减少 4/5，胃已不胀，口苦减轻 1/3。大便正常，牙痛，气短，头晕。

脉弦，沉取阳弱尺动数。舌淡，苔薄白腻。

上方加辛夷 7g、白芍 12g、紫草 12g。

【师傅批改】同意学员的诊治。

李士懋

按：中医发热，可以是体温升高，或体温不高但自觉全身或身体某一部分燥热。那么，为什么会发热呢？《景岳全书》曰："寒热者，阴阳之化也。"故热者，阳也。既然有热，就说明有阳气存在。或阳气内郁，或阳气外彰，或阳气不归其位。《内经》讲"阳虚则外寒，阴虚则内热；阳盛则外热，阴盛则内寒"，基本讲明了发热的机理，还有一种情况，阳虚，虚阳浮越。

从以上可以看出，虚可发热，实可发热；风寒暑湿燥火诸邪可引起发热，如何辨识发热是我们面临的难题。然师傅总讲"大道至简"，道者，即阴阳也。《内经》曰："察色按脉，先别阴阳。"师傅在《溯本求源·平脉辨证》中曰："对于疾病性质的判断主要依据脉象来判断""疾病的性质无非寒热虚实，都可以在脉象上得到反映。反过来，就可根据脉象以推断疾病的寒热虚实。就一般规律而言，证实脉实，证虚脉虚，热则脉数，寒则脉迟，这就是对疾病性质的判断。"因此对于发热、脉实者，乃实邪阻滞或六淫袭表郁而发热，或内生五邪郁而发热；脉虚者，气乃、血、阴、阳亏虚。气虚、阳虚阳浮不敛而发热，血虚、阴虚阳亢发热或阳邪下陷于血中、阴中而发热。

此案脉弦，寸弱，沉取尺弦动数，弦为阳中之阴脉，为寒。寸弱为气虚，尺弦动数为水亏火旺。故此发热一是气虚阳浮；一是肾水亏，相火旺。治以补中益气汤益气，大补阴丸滋阴泻火。

例一百：中风（风痰窜入经络）

【学员诊治】张某，男，51 岁，石家庄市人。2015 年 3 月 6 日初诊：脑梗死 16 天，现左侧肢体偏瘫，左上肢肌力 Ⅲ级，余肌力 Ⅴ级，口右㖞，目、面赤，晨起便急。糖尿病、高血压、高脂血症病史。即刻血压 125/97mmHg。今晨空腹血糖 9.8mmol/L。

脉弦减。舌体歪。

证属：肝肾不足。

法宜：滋补肝肾。

方宗：右归丸。

熟地黄 18g	菟丝子 12g	杜仲 15g	蜈蚣 10 条
山茱萸 15g	枸杞子 12g	肉桂 6g	全蝎 10g
鹿角霜 15g	炮附子 10g（先煎）		山药 15g

【师傅批改】脉弦滑。

证属：风痰窜入经络。

法宜：涤痰通络。

方宗：黄连温胆汤。

黄连 12g	生半夏 12g	胆南星 12g
瓜蒌 30g	石菖蒲 10g	郁金 12g
白芥子 12g	地龙 15g	全虫 10g
蜈蚣 15 条	天麻 15g	竹茹 12g
天竺黄 12g	海风藤 30g	穿山龙 15g
人工牛黄 2g（分冲）		

另：复方鲜竹沥液，每次服 2 支，1 日 2 次。

【学员诊治】3 月 13 日二诊：肌力增加，搀扶已能走动，大便溏，急迫。

脉沉滑数。

上方 7 剂，水煎服。

【师傅批改】脉沉弦滑数。

上方加麻黄 8g、羌活 9g、独活 9g、桂枝 10g、威灵仙 12g。

【学员诊治】3 月 20 日三诊：喎僻不遂均减轻。

脉沉弦拘减。

证属：阳虚寒痹，经络不通。

法宜：温阳散寒通络。

方宗：寒痉汤。

　　桂枝 12g　炙甘草 8g　干姜 7g　生姜 6 片

　　大枣 6 枚　麻黄 7g　　细辛 7g　炮附子 12g（先煎）

　　全虫 10g　蜈蚣 10 条　地龙 15g　僵蚕 15g

　　海风藤 15g　威灵仙 15g

【师傅批改】脉沉弦拘减，尺滑。

上方加熟地黄 40g、当归 12g、肉桂 6g。

7 剂，水煎服。

【学员诊治】3 月 27 日四诊：服上药症状稍减。

上方继服。

【师傅批改】上方加黄芪 100g。

7 剂，水煎服。

【学员诊治】4 月 3 日五诊：走路重心已稳。手精细动作差。

脉弦细滑减。

方宗：可保立苏汤。

黄芪 150g	当归 12g	熟地黄 30g	地龙 15g
桃仁 10g	红花 10g	党参 15g	白芍 12g
山茱萸 15g	全虫 10g	白术 10g	炙甘草 8g
枸杞子 12g	蜈蚣 10 条		

【师傅批改】上方加肉苁蓉 12g、巴戟天 12g、肉桂 5g。14 剂，水煎服。

李士懋

按： 风、火、痰、瘀互结，是中风病的主要病机，痰瘀互结，化痰生风，风火相煽而肆虐，内窜脏腑而动风，外窜经脉而㖞僻不遂，此时务在祛邪，诊断要点为脉弦滑数，此痰热生风之脉。

故本案，一诊脉弦滑数，以黄连温胆汤合止痉散清热涤痰息风。

二诊、三诊脉现拘象，故以寒痉汤散寒祛邪。师傅又诊得尺脉滑，乃肾水不足，故加大量熟地黄、当归、肉桂温经化气，助阳散寒。关于中风有无外邪的问题，许多医家持否定态度，认为中风属内风而非外风，提出类中风、非风等概念，以示与外邪相区别。师傅认为，外邪不可一概摒弃，以桂甘姜枣麻辛附汤、续命汤为代表的散风剂、散寒剂，仍有应用的价值。此类方证的应用见于两种情况，一是中风后出现表证者；一是中风后，并无表证，邪伏于里，而脉沉滞拘紧者，此乃寒邪收引凝泣之脉。此案即为后者。

四诊、五诊脉显减、无力之象，乃邪散正虚之象显露，故转予可保立苏汤治之。但学员所开之药中不难看出合有补阳还五汤。师傅又加入肉苁蓉、巴戟天、肉桂，应又取地黄饮子之意。三方合用脾肾同补，兼以活血，以期气血足，道路畅，清阳实其四肢。

此案仍在治疗之中。